Hans-Jürgen Holtmeier

Gesundheit aus dem Meer

Zu diesem Buch

Hans-Jürgen Holtmeier, Professor für Innere Medizin und einer der führenden Ernährungswissenschaftler Deutschlands, zeigt in diesem Buch die frappierende Vielfalt der Heilkraft aus dem Meer und ihre Anwendung. Er beschreibt die heilsamen Einflüsse von Meeresklima, Meeresluft und -wasser sowie der vielfältigen Wirkstoffe im Meer und zeigt, in welchem Maße sie auch heute noch dazu beitragen, daß wir gesund und vital durchs Leben kommen.
Für wen sind Kuren am Meer, mit Meerwasser und mit Meeresprodukten am besten geeignet? Welche Meerestherapie ist bei welchen Krankheiten angezeigt? Welche körperlichen und psychologischen Einflüsse hat das Meer auf die Gesundheit des Menschen? Wie kommt es zu diesen Heilwirkungen und wie werden sie erfolgreich genutzt?
Diese und viele anderen Fragen werden von Hans-Jürgen Holtmeier umfassend und anschaulich beantwortet – für Gesunde und Erholungssuchende, für Kranke und Heilbedürftige. Darüber hinaus schildert er dem interessierten Leser die naturwissenschaftlichen Hintergründe der Entstehung des Seeklimas, der Gezeiten und Meeresbewegungen, die alle mit zur Heilwirkung beitragen.
„Gesundheit aus dem Meer“ vermittelt in übersichtlicher Form und allgemein verständlich alle Informationen über das Meer und seine Heilkraft. Sämtliche Angaben sind wissenschaftlich untermauert und durch Analysen und Forschungsergebnisse belegt.

Prof. Dr. med. *Hans-Jürgen Holtmeier*, geb. 23. 10. 1927 in Bielefeld, ist Leiter der Abteilung für Ernährungsphysiologie der Universität Hohenheim. Er veröffentlichte zahlreiche wissenschaftliche Monographien und Abhandlungen über Innere Medizin und Ernährungswissenschaften. Prof. Holtmeier ist Mitherausgeber des einzigen deutschsprachigen Handbuchs für Ernährungslehre und Diätetik.

Hans-Jürgen Holtmeier

GESUNDHEIT AUS DEM MEER

VERLAG MOLDEN – S. SEEWALD GMBH

Lektorat: Stefan Schomann
Schutzumschlag: Atelier Stegerer, München
Satz: VerlagsSatz Kort GmbH, München
Druck und Bindung: Presse-Druck Augsburg
ISBN 3-88919-022-7

Inhaltsverzeichnis

VORWORT

Das Meer – Ursprung allen Lebens. Seit Menschengedenken ein rätselhaftes Element, geheimnisvoll und doch vertraut, von unerschöpflichem Reichtum, dabei voller Gefahren, schön und schrecklich zugleich. Im ewigen Wandel der Zeit, jenem unendlichen Kreislauf von Werden und Vergehen, prägt es das Gesicht unserer Erde, des blauen Planeten.

Mit der erstaunlichen Heilkraft des Meeres waren oft geradezu mystische Vorstellungen verbunden. Seit Jahrtausenden wußten die Menschen diese wunderbaren Wirkungen der Natur zu schätzen. Ihre große Bedeutung für Gesunde und Kranke, für Erholung und Heilung in unserer Zeit einem breiten Publikum nahezubringen, ist Ziel dieses Buches.

Um die schier unerschöpflichen Heilkräfte des Meeres überhaupt verstehen zu können, müssen zunächst die verschiedenen Einflüsse untersucht werden, die an der See in einzigartiger Kombination zusammenwirken: Die Entstehung des typischen Klimas, die weltweiten Meeresströmungen, die Winde, Wellen und Gezeiten, außerdem die Zusammensetzung und Farbe des Meerwassers, die Qualität der Luft und die Sonneneinstrahlung. Der Schwerpunkt liegt hierbei auf den deutschen Nord- und Ostseeküsten mit ihren Inseln und Seebädern.

Die umfangreichen Anwendungsgebiete der Meeresheilkunde werden eingehend dargestellt, die vielfältig wirksame Meerwassertrinkkur, die Bedeutung von Magnesium, Jod, Fluor und anderer Stoffe. Auch die gesundheitliche Wirkung des Reizklimas und die spezifischen Qualitäten der Meeresluft können nicht hoch genug eingeschätzt werden. Ein eigenes Kapitel ist den besonderen Heilwirkungen auf ältere Menschen gewidmet. Nicht zuletzt bilden Anleitungen zur diätetischen Unterstützung der Seeaufenthalte mit Ernährungsempfehlungen und Menüplänen eine wertvolle Ergänzung des Kur- und Erholungsprogramms.

Ich habe, kurz gesagt, auf Grund jahrzehntelanger medizinischer Erfahrung und stetem Interesse an den faszinierenden

Wirkungen des Meeres versucht, für alle Freunde der See, für Urlauber und Erholungssuchende ebenso wie für die ständigen Anwohner, eine umfassende und, wie ich hoffe, für den Leser wertvolle Darstellung der Heilkräfte dieses großartigen Elementes zu geben.

Bei meinen Ausführungen kamen mir langjährige Erfahrungen als Leiter des „Klima- und Ernährungsseminars“ des Deutschen Kassenarztverbandkongresses auf Teneriffa und als Hochseesegler zugute. Die Angaben über die weltweite Klima- und Wetterkunde basieren naturgemäß auf der bekannten Fachliteratur.

Möge das Buch wohlwollend aufgenommen werden und seinen Weg gehen.

Norderney, im Juli 1983 *Hans-Jürgen Holtmeier*

Aus der Geschichte

Der Ursprung der Meeresheilkunde erstreckt sich bis in die griechische Medizin vor mehr als 2000 Jahren. Der griechische Arzt und Wissenschaftler Hippokrates (460 – 377 v. Chr.) lehrte in der Ärzteschule von Kos auch über den Einfluß des Meerwassers und legte seine Erkenntnisse in dem Buch „Über Luft, Wasser und Örtlichkeiten" nieder. Es finden sich Behandlungshinweise für Rheumakranke, Ischiasleiden, Hauterkrankungen usw. Kaltes und heißes Meerwasser diente für Bäder, Dampfinhalationen, für Aufschläge bei Hauterkrankungen, aber auch zu Darmeinläufen. Die entzündungshemmende Wirkung von Meerwasser auf Haut und Schleimhäute war bekannt.

In Hippokrates sieht man den Begründer des ärztlichen Selbstverständnisses, daß die Medizin *Heilkunst* und nicht allein Naturwissenschaft zu sein hat (die nur anerkennt, was meßbar ist), in der wissenschaftliches Denken vereint mit ärztlicher Erfahrung, Beobachtungsgabe und hohem menschlichen Ethos im Vordergrund steht. Noch heute ist der Eid des Hippokrates für den Arzt gültig.

In Ermangelung moderner Medikamente spielte in der sogenannten *Diät*, unter der man seinerzeit die Lehre von der Gesunderhaltung des Lebens und der zweckmäßigen Lebensweise verstand, das Meerwasser eine besondere Rolle, sowohl zur Vorbeugung als auch zur Behandlung von Krankheiten. Auch in der römischen Medizin, bei Soran etwa (um 150 n. Chr.), wird auf die umstimmende Wirkung des Meerwassers auf den Organismus hingewiesen. Die Heilwirkung des Meerwassers wurde auch in der neueren Zeit von Richard Russel (1687 – 1759) beschrieben, dem auffiel, daß die Bewohner der englischen Küsten seltener an Bronchitis und chronischem Husten erkrankten. Nach ihm wurde die Russel-Kur benannt, die ein dreimaliges Untertauchen im Meer nach einem bestimmten Schema vorschrieb. 1792 wurde in Margate nahe der Themsemündung ein für alle späteren Seehospize und Kinderheilstätten am Meer vorbildliches Hospital gebaut. Bis in unsere Zeit haben sich derartige Seehospize für Kinder, Jugendliche und auch Erwachsene vor allem bei Krankheiten der Lungenwege, wie Bronchitis und Asthma, in Sommer- und Winterkuren hervorragend bewährt. Die vor der deutschen Nordseeküste gelegenen Inseln sind im Gegensatz zum Festland, welches durch Umweltverschmutzungen zunehmend bedroht ist, nahezu frei von Allergenen und daher ideal für Asthmakranke. Ende des vergangenen Jahrhunderts setzte sich in fast allen europäischen Ländern, die über Küstenkurorte verfügten, die Meeresheilkunde im großen Stil durch. So entstand in Italien 1842 in Via Reggio das erste Seehospiz, in Holland 1866 das Seebad Zandvoort, 1880 Scheveningen. In Italien intensivierte sich die Meeresheilkunde ab 1875, ebenso an den Küsten Jugoslawiens, und an der deutschen Nordseeküste entstand 1866 ein staatliches Nationalhospiz für 250 Kinder mit Winterstation und ein Genesungsheim des 10. Armeekorps. Große Wirkung übte das Seeklima damals auf Tuberkulose bzw. Skrofulose aus. Als Seebad war Norderney bereits 1797, Wangerooge 1804, Spiekeroog 1809, Helgoland 1826, Langeoog 1840, Borkum 1850 und Westerland auf Sylt 1855 bekanntgeworden. Besondere Verdienste erwarb sich in Wyk auf Föhr der Badearzt Carl Gmelin, der die Meeresheilkunde unter Anwendung medizinisch-naturwissenschaftlicher Gesichtspunkte besonders kritisch erweiterte. 1926 wurde dort eine bioklimatische Forschungsstelle errichtet.

DAS MEER

Die Weltmeere

Die Weltmeere werden in fünf Ozeane unterteilt:

1. Das südliche Eismeer, südlich des südlichen Polarkreises
2. Das nördliche Eismeer, nördlich des nördlichen Polarkreises
3. Den Atlantischen Ozean, zwischen dem Meridian des Kap der Guten Hoffnung und dem des Kap Horn
4. Den Stillen Ozean, zwischen dem Meridian des Kap Horn und dem des Südkaps von Tasmanien
5. Den Indischen Ozean, zwischen dem Meridian von Tasmanien und dem des Kap der Guten Hoffnung.

Auf die Oberfläche des Meeres entfallen ca. 360 Millionen qkm, auf die des Festlandes etwa 150 Millionen qkm (Verhältnis 2,4:1). Die größte Meerestiefe dürfte bei ca. 11034 Metern liegen (Marianengraben), die höchste Erhebung auf dem Land bei ca. 8880 Metern (M. Everest). Das gesamte Volumen der Weltmeere beträgt ca. 1263 Millionen Kubikkilometer, das des Festlandes über dem Meeresspiegel nur ca. 100 Millionen. Demnach besteht hier sogar das Verhältnis 12:1 zwischen Meer und Festland (Tab. 1).

	Land in km²	Wasser in km²
Nördliche Halbkugel	100 Mill.	155 Mill.
Südliche Halbkugel	49 Mill.	206 Mill.
Landhalbkugel	125 Mill.	310 Mill.
Wasserhalbkugel	24 Mill.	231 Mill.

Die Kontinente		**Die Ozeane**	
Asien	44 Mill.	Stiller Ozean	180 Mill.
Afrika	30 Mill.	Atlantischer Ozean	106 Mill.
Nordamerika	24 Mill.	Indischer Ozean	75 Mill.
Südamerika	18 Mill.	Gesamt	361 Mill.
Antarktis	14 Mill.		
Europa	10 Mill.		
Australien u. Ozeanien	9 Mill.		
Gesamt	149 Mill.		

Tab. 1 Die Weltmeere.

Aus diesen Zahlen ergibt sich die große Bedeutung der Meere für die Pflanzen- und Tierwelt, für den Menschen und seine Bedürfnisse. Das Aufzeigen des gewaltigen Ausmaßes des Faktors Wasser erklärt vielleicht auch die Stärke, mit der Stürme, Orkane, riesige Weltströme usw. das Leben auf den Kontinenten beeinflussen.

Das vorliegende Buch möchte sich jedoch im wesentlichen auf die Heilwirkung und die Möglichkeiten an den deutschen Küsten beschränken und nur insoweit das globale Geschehen auf den großen Ozeanen mit zu Rate ziehen, als es einen maßgeblichen Einfluß auf unser Klima und unsere Meeresteile ausübt. Auch gibt es eine ganze Reihe von Gemeinsamkeiten aller Meere, soweit es z.B. die Zusammensetzung betrifft, die Bedeutung des Wärmespeichervermögens, die Rolle der großen Meeresströme, etwa des Golfstromes, oder den Zyklus der Nordost-Passate, die am Äquator aufsteigen, um in ewigem Kreislauf wieder dorthin zurückzukehren, zum anderen aber weiter nach Norden ziehen, wo sie das für uns typische Klima mit nordwestlichen Winden bestimmen, einen der wesentlichen Heilfaktoren unserer Meere, die in größerem Zusammenhang gesehen und erklärt werden müssen, will man ihre Wirkung genau verstehen.

Deshalb habe ich für dieses Buch nachfolgend eine Reihe grundsätzlicher Kapitel zusammengestellt, die nicht nur für Freunde der Nord- und Ostsee von Interesse sein dürften.

Die Meeresströmungen

Die wichtigsten Meeresströmungen des atlantischen Ozeans sind in Abb. 1 dargestellt. Die Strömungen werden allgemein nach der Richtung bezeichnet, in der sie fließen. Verursacht werden sie durch die Winde, etwa die stetigen Passatwinde. Sekundär spielen auch noch andere Faktoren wie Erdumdrehung, Verdunstung, Dichteunterschiede, Gezeitengesetzlichkeiten usw. eine Rolle. Die Erdumdrehung nach rechts wirkt sich auch in einer Ablenkung der Ströme nach rechts auf der nördlichen

Die Strömungen der Meeresoberfläche

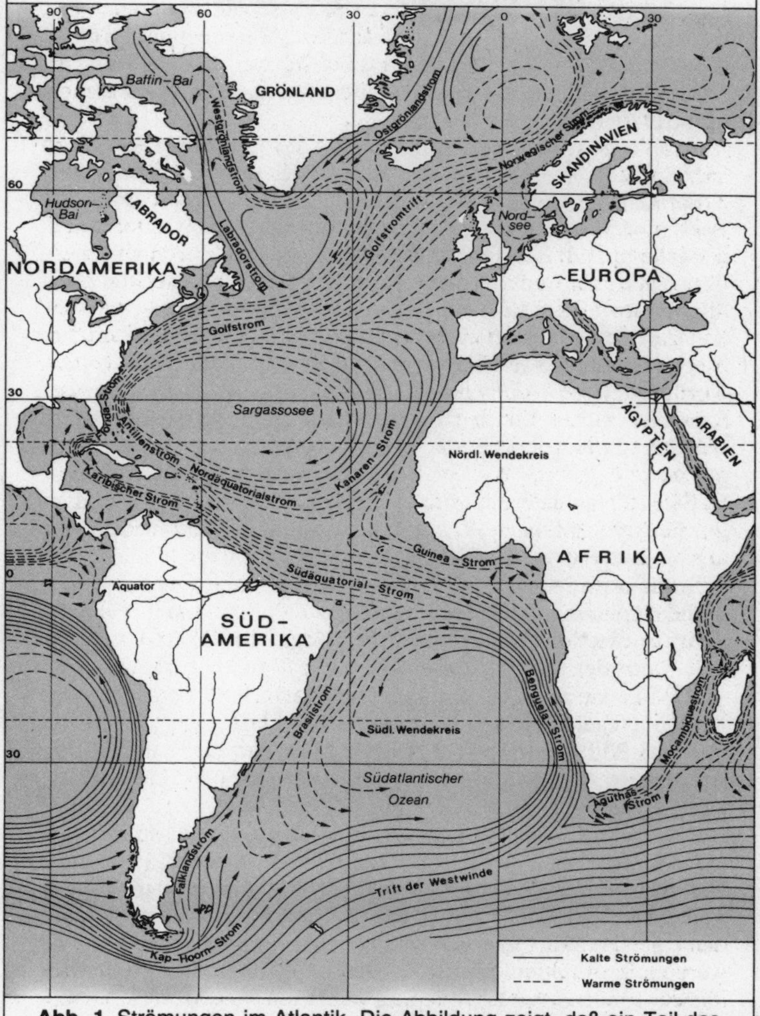

Abb. 1 Strömungen im Atlantik. Die Abbildung zeigt, daß ein Teil des warmen Golfstromes auch die Nordsee trifft, mit Zugang durch den englischen Kanal bzw. über die schottische Ostküste.

und nach links auf der südlichen Halbkugel mit aus. Einige Strömungen, deren Richtung paradox erscheint, können daher rühren, daß es sich um kompensatorische Bewegungen handelt, denn wo Wasser durch einen großen Strom weggeführt wird, muß auch wieder Wasser aus anderen Gebieten hinzuströmen, um das Gefälle auszugleichen.
Für unsere Regionen ist der Einfluß des Golfstromes, der (in Abb. 1 dargestellt), von den Küsten des nordamerikanischen Kontinents kommend, in Richtung England strömt und warmes Meerwasser heranführt, von lebenswichtiger Bedeutung. Er gelangt zum einen mit den Gezeitenströmen durch den englischen Kanal zu uns, zum anderen führt er auch über die Shetlandinseln in der nördlichen Nordsee Wasser heran. In Höhe der iberischen Halbinsel zweigt ein Teil des Golfstroms ab, um sich in einer Art Kreisbewegung nach Süden zu wenden und, von Nordwest kommend, als sogenannter Kanarenstrom auf die Kanarischen Inseln zu treffen. Die dort ohnehin hervorragenden klimatischen Bedingungen werden durch ihn noch verbessert.

Seinen Namen erhielt der Golfstrom wegen seines Ursprungs im Golf von Mexico 1772 durch Benjamin Franklin. Da er an der Küste Floridas entlanglief, nannte man ihn früher auch „Floridastrom“. Bereits 1513 durchfuhr Ponce de Leon den Golfstrom zwischen Florida und den Bahama-Inseln. Eigentlicher Entdecker des Stroms war jedoch der Obersteuermann Alaminos des Hernando Cortez, der 1519 in der für damals unglaublich kurzen Zeit von ca. 2 Monaten von Veracruz nach Spanien segelte. Abb. 1 zeigt, daß der Ursprung des Golfstroms aus der Südäquatorialströmung kommt, wo diese sich an der Westküste Afrikas mit dem Guineastrom vereint und in Richtung Karibisches Meer und Kleine Antillen treibt. Aber nicht der gesamte Golfstrom kann in das Karibische Meer eindringen. Ein großer Teil fließt östlich an Florida vorbei, weil nicht das gesamte Wasser, das der Nordost-Passat an den Kanarischen Inseln vorbei in einer Kreisbewegung in Richtung Antillen treibt, in das Karibische Meer eintreten kann. Dieser Strom vereinigt sich jedoch später nordöstlich von Florida wieder mit dem Strom aus der Karibik und dem Golf von Mexico. Besonders der Nordatlantik erhält einen Großteil seiner Wärme aus dem Golfstrom. In einer Breite von 40 – 70 km schiebt er sich mit einer Geschwindigkeit von ca. 3,7 km pro Stunde an den

Küsten der USA nach Norden. Die Strömungsgeschwindigkeit ist dabei vor Florida beachtlich hoch und wird etwa vom Rhein nur bei Hochwasser erreicht. Tab. 2 gibt eine kurze Übersicht.

Tiefe	0 m	6 m	100 m	240 m
Kilometer pro Stunde	7,5	5,8	5,6	4,0

Tab. 2 Geschwindigkeit des Golfstroms im Bereich des 25. Breitengrades vor Florida.

Der Golfstrom reicht, einschließlich der gespeicherten Wasserwärme, vor Florida bis auf den Meeresgrund. – In der Gegend vor Neufundland beträgt seine Geschwindigkeit noch 2,5 km pro Stunde.

Bei der Neufundlandbank trifft der warme Golfstrom auf den kalten Labradorstrom, der von Norden aus der Baffin-Bai kommt. Von September bis März drängt der Labradorstrom den Golfstrom nach Süden ab, in den Sommermonaten von März bis September überwiegt jedoch die Kraft des Golfstroms, der dann den Labradorstrom nach Norden abdrängt. Im mittleren Atlantik wendet sich der Golfstrom, unter dem Einfluß der Erdrotation, in Richtung England, fächert sich weit auseinander und verliert seinen eigentlichen Stromcharakter (Abb. 1).

Von großer Bedeutung bleibt die vergleichsweise hohe Temperatur, die der Golfstrom mit seinem Wasser äquatorialen Ursprungs bis in das Polarmeer führt. Hierbei werden südlich von Neuschottland im Winter Wassertemperaturen von noch 16,7° C gemessen, im Sommer von 25,6° C (Tab. 3).

Ort	N. Br.	Winter	Frühling	Sommer	Herbst	Jahr
Golf von Mexiko	28°	22,8	25,0	28,3	26,7	25,7
Floridakanal	25°	25,0	25,6	28,3	27,8	26,7
Bei Charleston	32°	23,9	25,0	27,8	27,2	26,0
Bei Kap Hatteras	35°	22,2	22,8	26,7	24,4	24,0
Südöstlich von Nantucket	40°	19,4	20,0	26,7	22,2	22,1
Südlich von Neuschottland	43°	16,7	19,4	25,6	20,0	20,4

Tab. 3 Temperatur des Golfstroms (in Grad Celsius).

Der erwärmende Einfluß dieser Golfstromdrift nach Norden macht sich unbestritten noch an den Küsten Norwegens, bei Spitzbergen und durch einen besonderen Ausläufer auch auf den nördlichen dänischen Inseln im Skagerrak-Bereich bemerkbar. Dort erwarten den sommerlichen Besucher dann eine Fülle herrlicher Blumen und Palmen.

Die Temperaturunterschiede können beim Durchfahren mit einem Schiff vom kalten Labradorstrom in den warmen Golfstrom so groß sein, daß am Vorderschiff über 19° C und achtern im kalten Wasserbereich nur 4° C gemessen werden. Es bestehen haarscharfe Grenzen zwischen den Strömen.

Vom Golfstrom als Wärmespeicher ist in der Deutschen Bucht und bei den ostfriesischen Inseln der südlichen Nordsee allerdings nur noch wenig zu merken. Trotzdem reicht sein Einfluß aus, um die gesamte Region klimatisch einem wärmeren, maritimen Lebensbereich zuzuordnen. Im Gegensatz dazu ist das Festlandsklima unausgeglichener, im Sommer heißer und im Winter kälter.

Der Einfluß der Nordost-Passate und des atlantischen Wetters auf unser Seeklima

Um unser Klima mit seinen überwiegenden West- und Nordwestwinden an der Nordsee zu verstehen, bedarf es einiger schematischer Hinweise auf die Abhängigkeit vom atlantischen Wettergeschehen.

Der Äquator ist der Ort der höchsten Sonnen- und Wärmeeinstrahlung auf der Erde (Abb. 2). Je mehr sich die Erde nach Norden zu krümmt, desto mehr verkleinert sich der Einstrahlwinkel und damit die auftreffende Lichtmenge der Sonne.

In der Nähe des Äquators, der Zone der größten Erwärmung, bildet sich (Abb. 3) ein mächtiger aufsteigender Luftstrom durch die senkrechte Sonneneinstrahlung und die damit verbundene stärkste Wärmeentwicklung. In höheren Luftschichten fließt der Luftstrom nach beiden Polen der Erde ab. Gleichzeitig strömt von Norden und Süden her Luft zum Äqua-

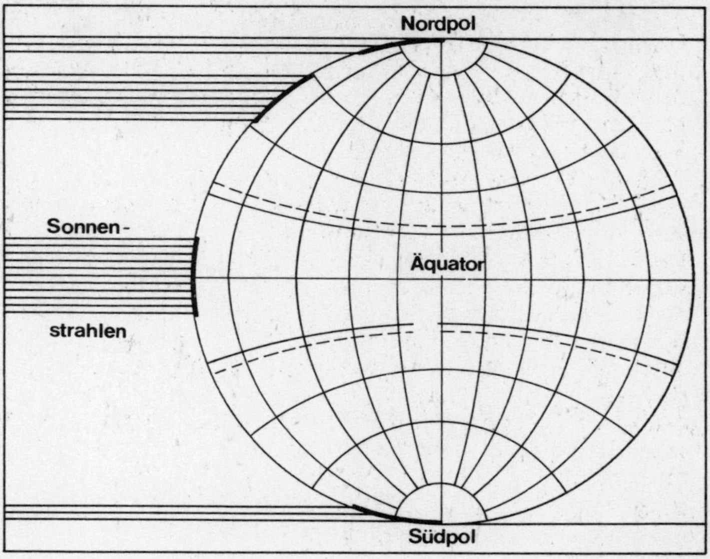

Abb. 2

tor hin, um die Lücken auszufüllen, die durch den aufsteigenden Luftstrom verursacht sind. So entstehen die beiden Passate, die, von Norden und Süden kommend, durch die Erdrotation auf der nördlichen Halbkugel in den Nordost-Passat und auf der südlichen Halbkugel in den Südost-Passat umgewandelt werden. Zwischen den beiden am Äquator aufeinanderstoßenden Passaten entsteht eine Zone der Windstauung und damit der Windstille, die man Kalmenregion nennt.

Von Norden her strömt kalte Luft als Nordost-Passat zum Äquator, während die aufsteigende erwärmte Luft in großen Höhen (als Südwestwind) wieder nach Norden zurückfließt. Das gleiche Schema gilt für den Südost-Passat auf der südlichen Halbkugel.

Die obere Luftströmung nennt man auch oberen Passatwind oder Antipassat. Bei etwa 30 Grad nördlicher Breite (bzw. beim Südostpassat bei 30 Grad südlicher Breite) senkt sich ein Teil der vom Äquator aufgestiegenen Luft wieder zur Erdoberfläche und kehrt als Nordost-Passat zum Äquator zurück, so daß ein ewiger Kreislauf entsteht.

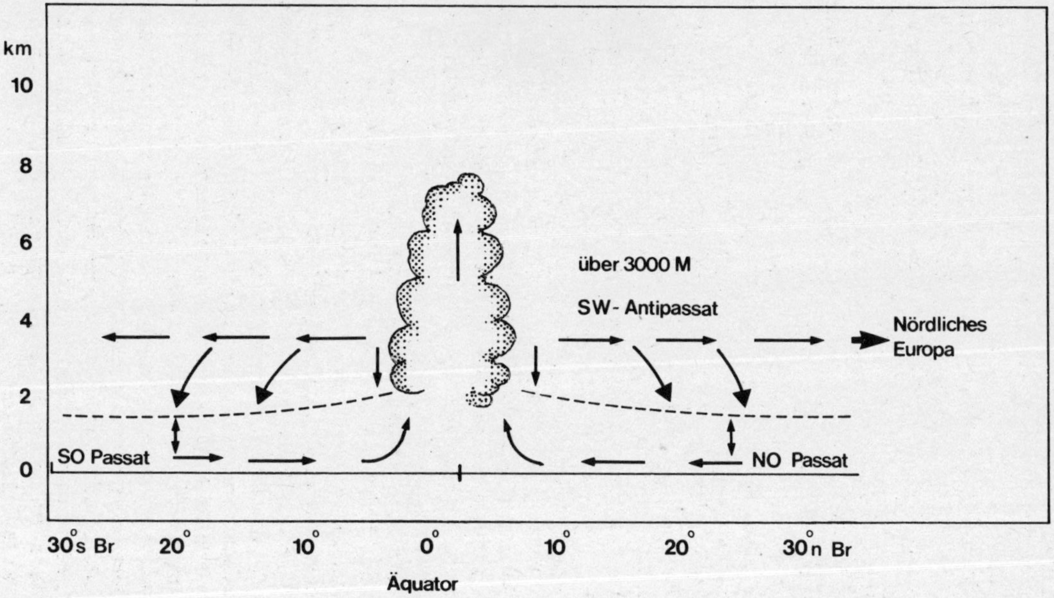

Abb. 3 zeigt sehr schematisch den ewigen Zyklus der Passate, den sich die Segelschiffahrt wegen der stetigen Winde seit altersher zunutze machte.

Ein anderer Teil strömt jedoch polwärts und erscheint in unseren Regionen als Südwest- und Westwind (Westdrift). Diese grundlegende Gesetzlichkeit erklärt also mit das Auftreten der bei uns typischen Nordwestwinde.

Die Passatwinde steigen am Äquator auf und wandern mit südwestlicher Strömung nach Norden, wobei ein Teil sich im Bereich des 30. Breitengrades wieder der Erdoberfläche nähert, um erneut als Nordost-Passat zum Äquator zurückzuströmen, während ein anderer Teil zum Nordpol fließt und bei uns als typischer Südwest- bzw. Nordwestwind auftritt.

Wegen der Erdrotation umkreisen die atlantischen Winde den Nordpol sozusagen wie ein großer Wirbel. Je nördlicher sie geraten, etwa in die Region der Nordsee, desto mehr werden sie durch die Erdumdrehung nach rechts abgelenkt und erscheinen vorwiegend als reine Westwinde oder als Nordwestwinde.

Der Ort der stärksten Sonneneinstrahlung liegt jedoch nicht unmittelbar am geographischen Äquator, sondern höher. Er wandert, je nachdem die Sonne nördlich oder südlich des Äquators steht. Damit wandert auch der Windstillengürtel (Äquatorialkalmen), der im Juli zwischen dem 10. und 15. Grad nördlicher Breite liegt, im Januar zwischen dem Äquator und dem 5. Grad nördlicher Breite. So verschiebt sich die gesamte Zone des Passatwindes. Der Nordost-Passat weht im Winter und Frühling zwischen dem 3. und 26. Breitengrad, im Sommer und Herbst wesentlich nördlicher zwischen dem 10. und 35. Breitengrad.

Im Juli fällt die Wassertemperatur am Äquator von ca. 28° C auf ca. 26° C, weil dort die Sonne nicht mehr senkrecht einstrahlt und das Wasser maximal erwärmen kann. Je höher der thermische „Äquator“ im Juli nach Norden wandert, desto wärmer wird das Wasser im Bereich des 15. Breitengrades. Wo es zuvor 24° C warm war, wird es jetzt 26° C erreichen. Das bedeutet z.B. für die Kanarischen Inseln im Bereich des 28. Breitengrads eine wesentliche Temperatursteigerung von Luft und Wasser im Juli gegenüber dem Januar.

Im Sommer findet also eine massive Verlagerung der Zone der warmen, aufsteigenden Luftmassen nördlich des Äquators statt, wodurch sich auch das ständige Hochdruckgebiet über den Azoren mit ca. 766 Millibar nach Norden verlagert und unsere Chancen für schöne Sommermonate erhöht. Dies geht besonders deutlich aus Abb. 4 hervor.

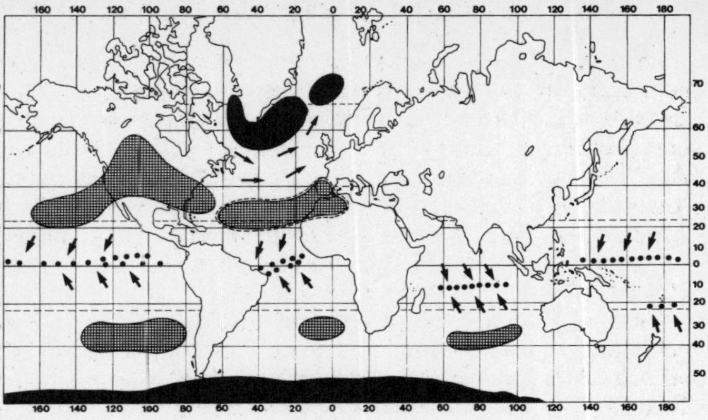
160 140 120 100 80 60 40 20 0 20 40 60 80 100 120 140 160 180
70 60 50 40 30 20 10 0 10 20 30 20 10
70 60 50 40 30 20 10 0 10 20 30 40 50

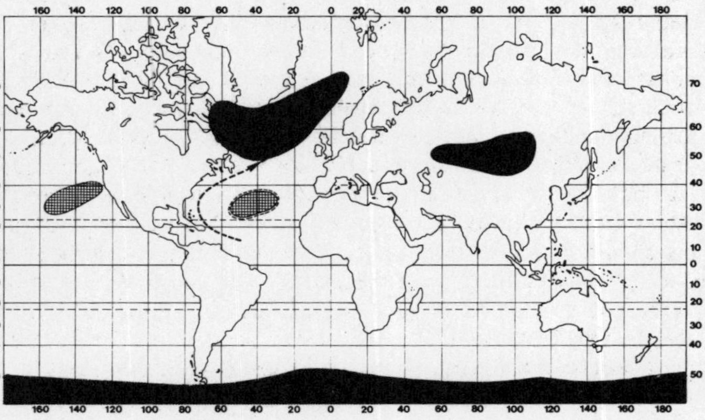
160 140 120 100 80 60 40 20 0 20 40 60 80 100 120 140 160 180
70 60 50 40 30 20 10 0 10 20 30 20 10
70 60 50 40 30 20 10 0 10 20 30 40 50

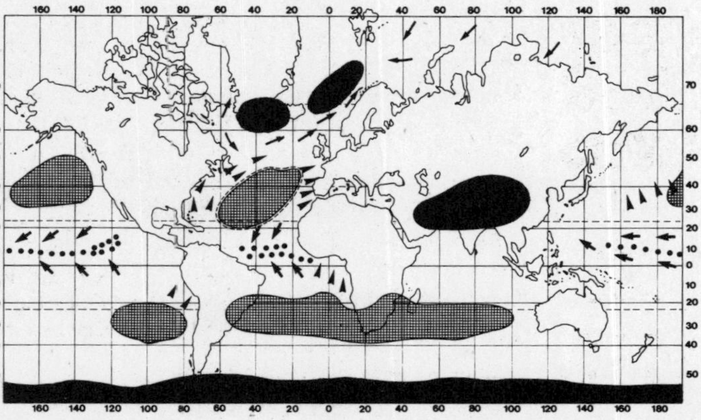
160 140 120 100 80 60 40 20 0 20 40 60 80 100 120 140 160 180
70 60 50 40 30 20 10 0 10 20 30 20 10
70 60 50 40 30 20 10 0 10 20 30 40 50

Sie zeigt, daß das Azorenhoch im Januar im Durchschnitt mehr auf den Breitengraden des oberen afrikanischen Kontinents liegt, während es sich im Juli mehr der Höhe der iberischen Halbinsel nähert. Abb. 4 skizziert zugleich auch die typische Verlagerung der Passate je nach den Jahreszeiten und die Zonen der Windstillen.

Als Kalmen bezeichnet man die sich ringförmig um die Erde ziehenden, über den Meeren am reinsten ausgebildeten Gebiete schwacher Winde und häufiger Windstillen.

Mit diesen kurzen Ausführungen können nun bei weitem nicht die sehr wechselhaft auftretenden Klima- und Wetterverhältnisse an der See erklärt werden. Es soll nur das Grundsätzliche und Gesetzmäßige aufgezeigt werden, warum an der deutschen See meist der West- und Nordwestwind überwiegt. Auf den Inseln kommen ganz spezifische Windbewegungen hinzu, die sich z. B. aus der langsameren Erwärmung des Wassers ergeben, in deren Folge sich ein Seewind bildet, der zum Land strömt, um dort als kältere Luft mit der warmen Festlandsluft aufzusteigen, die sich viel rascher erhitzt. Der regelmäßige, ungestörte Klimaablauf, wie ich ihn hier in groben Zügen dargelegt habe, wird auch durch die ungleichmäßige Beschaffenheit der Oberflächen (Land, Meer) beeinträchtigt, im Sommer durch die starke Erwärmung der Landflächen mit aufsteigenden Strömen und absinkendem Luftdruck in den Höhen, im Winter durch die starke Abkühlung der Landmassen mit ansteigendem Luftdruck und Wind vom Land zum Meer, außerdem durch Gewitterbildungen und viele andere Faktoren.

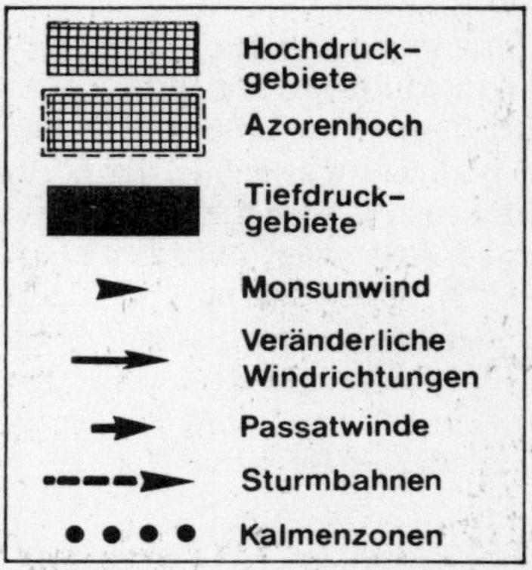

Abb. 4. Im Januar (Abb. 4a) liegt das Azorenhoch im Vergleich zum Jahresmittel (Abb. 4b) tiefer, und die Kalmenzone, in der die beiden Passate aufeinander treffen, liegt nahe am Äquator. Abb. 4c gibt die Situation im Juli wieder. Das Azorenhoch ist hier deutlich nach Norden verlagert, ebenso die Kalmenzone.

Da sich zur nördlichen Halbkugel hin die Meridiane immer mehr verengen (Abb. 2), „staut“ sich, schematisch gesehen, die Luft zunehmend bis zum Pol. So bildet sich zwischen Äquator und Nordpol ein Gebiet „höchsten“ Luftdrucks um 766 Millibar bei den Azoren, das bekannte „Azorenhoch“. Von hier aus nimmt der Luftdruck sowohl zum Äquator als auch zum Pol hin stets ab, erst direkt über den Polargebieten bestehen wieder Hochdruckgürtel. Das Azorenhoch, die Zone des stärksten Luftstaus, bildet die nördliche Begrenzung des Nordost-Passates um den 35. Breitengrad. Es ist die Zone, in der ein Teil des vom Äquator in der Höhe zurückkehrenden Anti-Passates, aus südwestlicher Richtung kommend, wieder zu Boden geht und in einer Art Kreisbewegung erneut als Nordost-Passat zum Äquator zurückkehrt (Abb. 3). In diesem Gebiet bildet sich eine Windstillenzone, die „Rossbreiten“ (= subtropischer Kalmengürtel).

Für das Entstehen der „Rossbreiten“ ist auch von Bedeutung, daß die vom Äquator in großen Höhen nach Norden strömenden Luftmassen mit kühlerem Klima aus dem Norden zusammenstoßen und sich abkühlen. Hierdurch wird die Luft schwerer und sinkt in den betreffenden Zonen langsam zu Boden, um erneut als Passatwind zum Äquator zurückzufließen. Dieser Gürtel absinkender Luft reicht um die ganze Erde. Dies geht, grob schematisch, aus Abb. 5 hervor. Während im Äquatorbereich, der Zone der aufsteigenden, erwärmten Luftmassen, eine Tiefdruckrinne entsteht, die ähnlich wie die „Rossbreiten“ durch Windstille oder schwache Winde gekennzeichnet ist, liegt über dem Nordpol eine Kaltluft-Zone, die infolge ihrer niedrigen Temperatur und hohen Dichte als arktische Hochdruckzone gilt. Diese Zone erstreckt sich vom Nordpol bis etwa zum 60. Grad nördlicher Breite (bis zum unteren Drittel Norwegens). Mitteleuropa liegt zwischen dem 40. und 60. Breitengrad, in der typischen Westwindzone mit ihren unbeständigen Winden. Die Wechselhaftigkeit unseres Wetters hängt nun u. a. vom Vordringen oder Zurückweichen der nördlichen Polarluft in unsere Regionen ab, wobei entweder ein Trog von Kaltluft nach Süden drängt oder umgekehrt ein Warmluftkeil nach Norden vorstößt. Diese Warmluftkeile aus subtropischen Gebieten hängen meist mit dem Azorenhoch im Verbund, sie werden durch den Kontakt mit der nördlichen Kaltluft, die sie zu verdrängen suchen, abgekühlt, sinken zu Boden und bilden dadurch ein verstärktes Hoch.

Hochdruckkeile bzw. Hochdruckrücken sind meist Schönwettergebiete. Sie entstehen, indem die warme, subtropische Luft bei Abkühlung in den nördlicheren Regionen schwerer wird, zu Boden sinkt und dadurch den „höheren“ Luftdruck bewirkt. Dies ist ja auch der Mechanismus des Nordpol-Hochs, mit seiner extrem kalten, schweren und komprimierten Luft, die dort ebenfalls „hohen“ Luftdruck erzeugt.

Ein Tief entsteht dagegen genau umgekehrt, nämlich durch das Aufsteigen kalter Luft bei Erwärmung, wodurch sie leichter wird und die Kompression und damit der Luftdruck zwangsläufig abnimmt. Deshalb wirkt sich das Eintreffen von Kaltluft aus der Polarzone in unsere wärmeren Westwindregionen meist als Tief aus, denn die kalte Luft steigt mit der Erwärmung nach oben, wird leichter und verursacht so ein Tief, das uns meist schlechtes Wetter bringt. Deshalb sind unsere Seegebiete einem besonders wechselhaften Klima ausgesetzt, im Gegensatz zu den südlicheren Zonen, dem Azorenhoch und dem Nordpol mit seinem permanenten Hoch (Abb. 5). Auf Grund dieser Gesetzmäßigkeiten bildet sich auch die Tiefdruckrinne

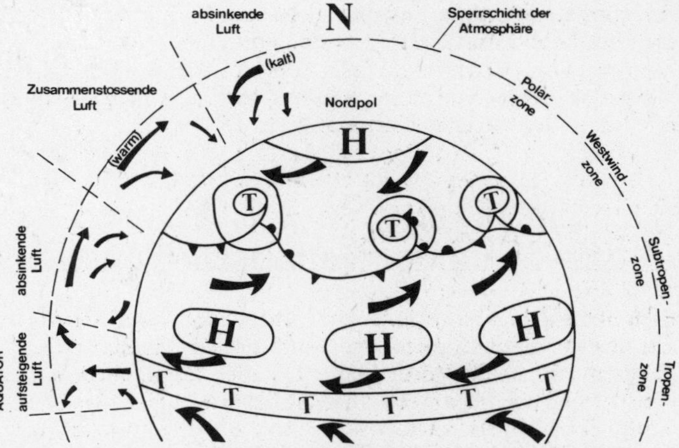

Abb. 5 zeigt beispielhaft die verschiedenartigen Luftdruckzonen mit den permanenten (kalten, schweren) Luftmassen am Nordpol (Nordpol-Hoch), der Tiefdruckrinne am Äquator mit leichten (aufsteigenden, warmen) Luftmassen, dem Hochdruckgürtel etwa auf Höhe der Azoren und den darüberliegenden Zonen unbeständiger Westwinde.

über Südgrönland mit ihrem typischen Wetterverhalten, wie dies aus Abb. 4a hervorgeht.

Um ein Hochdruckgebiet herum strömen die Winde auf der Nordhalbkugel im Uhrzeigersinn, d.h. nach rechts. Mit diesen Ostwinden tritt an Nord- und Ostsee deshalb im allgemeinen schönes Wetter ein, leider jedoch meist mit kühlen bis kalten Luftströmungen verbunden, denn das Hoch mit seinem Schönwettergebiet wird bei uns ja durch das Erkalten der vom Azorenhoch kommenden Luft hervorgerufen.

Natürlich sind mit diesen Ausführungen nur einige wenige, aber grundsätzliche klimatologische Vorgänge angesprochen. Das sog. „Wetter“ an der See ist naturgemäß von einer Unzahl örtlicher Gegebenheiten, von Faktoren wie Luftdruck, Bewölkung, Wind, Regen, Temperatur, Jahreszeit usw. abhängig. So sind an der Nordsee schon öfter im August schwere Stürme aufgetreten, die auf den Inseln Bäume entwurzelten, als wären es Novemberstürme. Deshalb müssen alle Touristen wissen, daß sich besonders die Nordsee im Sommer oft wie ein „Ententeich“ harmlos und freundlich geben kann, daß aber nie auf ihre Ungefährlichkeit vertraut werden darf und Wetterumschwünge schlagartig auftreten können. Ein einziger Wetterwechsel kann die wärmsten Nord- und auch Ostseegebiete in wenigen Stunden durch Wasser- und Wellenbewegungen, die das kalte Wasser von unten an die Oberfläche bringen, in ein kühles, unangenehmes Bad verkehren.

Der Einfluß des Nordost-Passates auf das Klima der Kanarischen Inseln

Den beständigen Nordost-Passatwinden, der Nähe zum Äquator und der Einbettung in den Golfstrom (= „Kanarenstrom“) und das umgebende Meer (Abb. 1) haben die Kanarischen Inseln die einzigartige Wetterbeständigkeit an den Südhängen von Gran Canaria, insbesondere aber an den Südhängen des 3718 Meter hohen Vulkans Pico de Teide zu verdanken, eine Region, die erst seit wenigen Jahren mit Recht als die Gegend mit dem „besten Wetter“ der Welt (um „Playa de las Americas“, Tenerife-Sur) entdeckt und erschlossen wurde. Für Rheuma- und Gichtkranke, aber auch für Allergiker, Kranke der

Bronchialorgane, Klimaempfindliche und insbesondere für ältere Menschen befindet sich hier im Windschatten des Vulkans ein einmaliges Heilklima. Der Nordostpassat prallt von Norden gegen den Pico de Teide. Mit steigender Höhe regnen sich die feuchten Meereswinde an den Nordhängen der Insel und des Vulkans ab (Region um „Puerto de la Cruz", die deshalb immer grün ist) und gelangen als trockene Warmluft an den Südhang des Vulkans, wo sie auf das Meer treffen, zurück an die Küste strömen und wieder an den südlichen Berghängen hinaufsteigen (Rotorwinde). Die Trockenheit und Wärme der Luft bei Tag und Nacht hat zu einer für die Gesundheit des Menschen optimalen Klimasituation geführt, gegen die das Wetter im Süden Gran Canarias mit seinen teils kalten Winden und in Ermangelung des hohen Vulkans nur einen Teil dieser Vorzüge bieten kann. Zu dem einzigartigen Wetter im Süden Teneriffas (nur dort und nicht im Norden der Insel) gehört auch, daß so gut wie kein Schlechtwettergebiet von Norden den hohen Pico de Teide überwinden und nach Süden gelangen kann, wo es deshalb nur sehr selten regnet, wo wegen der Trockenheit kaum unangenehme Insekten leben und wo durch künstliche Bewässerung ein tropischer Garten entstanden ist. Die kleine beigefügte Tabelle zeigt an einigen Daten die Vorzüge dieses Klimas auf.

TEMPERATUR IN CELSIUS

TENERIFFA	April	Mai	Juni	Juli	Aug.	Sep.	Okt.
TAGESTEMPERATUR	23	24	26	28	29	28	26
NACHTTEMPERATUR	16	17	19	21	21	21	19
SONNENSCHEINSTUNDEN	8	10	11	11	11	9	7
NIEDERSCHLAGSTAGE	2	1	0	0	0	1	4
WASSERTEMPERATUR	18	19	20	21	22	23	23
Mittlerer Wetterablauf eines Jahrzehnts							

Die Zusammensetzung des Meerwassers

Das Meerwasser ist eine Lösung verschiedener Salze in reinem Wasser. Der salzig-bittere Geschmack rührt einmal von den gelösten Salzen, zum anderen von in Verwesung begriffenen organischen Substanzen her. Mehr als 32 chemische Grundstoffe sind im Meerwasser nachgewiesen worden. (Moderne Analysen vermitteln Tabelle 4 und 14.) Bei den Salzen bilden Natriumchlorid (Kochsalz, 78,32%), Magnesiumchlorid (9,44%), Magnesiumsulfat (Bittersalz, 6,40%), Kalziumsulfat (3,94%), Kaliumchlorid (1,69%) und verschiedene andere Stoffe (mit 0,21%) in je einhundert Teilen des Rückstandes einer eingedampften Seewasserprobe die einzelnen Bestandteile.

Dieses Mischungsverhältnis wird, merkwürdig gleichbleibend, fast überall in den Weltmeeren angetroffen. Es gilt also für Seewasser jeder Herkunft, gleichgültig, ob es sich um Nordsee-, Ostsee- oder Ozeanwasser handelt. Diese Feststellung betrifft nicht den unterschiedlichen Gesamtsalz*gehalt* von Meerwasser, so besitzt z. B. die Ostsee (ca. 0,8%) wesentlich weniger an Salzen als die Nordsee (ca. 3,3%). Bei meiner Aussage geht es allein um den prozentualen Anteil der einzelnen Salze an der Gesamtheit der festen Bestandteile bzw. am Gesamtsalzgehalt. Letzterer ändert sich naturgemäß je nach den verschiedenen Meeren.

Enthält z. B. eine Meerwasserprobe in 1000 g an festen Bestandteilen 37 g, so entfallen davon

$$\frac{37 \times 78{,}32}{100} = 29\,\text{g auf das Kochsalz.}$$

Es ergibt sich folgende Zusammensetzung:

Natriumchlorid	29,0 g
Magnesiumchlorid	3,5 g
Kaliumchlorid	0,6 g
Magnesiumsulfat	2,4 g
Kalziumsulfat	1,4 g
Verschiedenes	0,1 g
	37,0 g

Tab. 4 gibt eine Übersicht über den Gehalt des Nordseewassers an seinen verschiedenen Mineralstoffen und Spurenelementen in Gramm pro 1 kg Meerwasser. Der Laie kann davon ausgehen, daß diese Menge ca. 1 Liter Meerwasser entspricht. Die genauere Angabe aber wird wissenschaftlich stets pro 1 kg berechnet, weil damit das Gewicht von Wasser *und* Inhaltsstoffen ausgedrückt werden kann.

Kationen:	Natrium	10,47
	Magnesium	1,28
	Kalzium	0,41
	Kalium	0,38
	Strontium	0,013
Anionen:	Chlor	18,97
	Sulfat	2,65
	Bikarbonat	0,14
	Brom	0,065
	Borsäure	0,027

Die Konzentration der spurenweise im Meer vorkommenden Elemente werden in mg/m³ angegeben:

Flour	1400	Silicium	(1000)
Aluminium	600	Rubidium	200
Nitrat	(200)	Lithium	110
Jod	50	Barium	50
Phosphor	(40)	Nitrit	(30)
Ammoniak	(30)	Arsen	15
Mangan	5	Kupfer	5
Zink	5	Selen	4
Eisen	2	Caesium	2
Uran	2	Thorium	1
Molybdän	0,5	Silber	0,3
Vanadium	0,3	Nickel	0,1
Quecksilber	0,03	Gold	0,004
Radium	1×10^{-7}		

Die eingeklammerten Werte sind starken Schwankungen unterworfen.

Tab. 4 Inhaltsstoffe des Nordseewassers (Kieler Inst. f. Meereskunde; vgl. Tab. 14).

Gegend	Salzgehalt in %	Spez. Gew. für 17,5° Celsius
Atl. Ozean, etwa 25° n. Br.	3,7	1,02826
Nordsee und Skagerrak	3,3	1,02521
Kattegat und Sund	1,6	1,01225
Ostsee bei Gotland	0,7	1,00539
Schwarzes Meer	1,8	1,01378
Mittelmeer bei Kreta	3,9	1,02980
Rotes Meer, nördl. Teil	4,0	1,03058
Stiller Ozean, etwa 30° n. Br.	3,5	1,02674
Höhere südliche Breiten **aller drei Ozeane** (etwa 50° südl. Br.)	3,4	1,02597

Tab. 5 Salzgehalt einiger Meere.

Je nach regionalen und zeitlichen Verschiedenheiten wechselt der durchschnittliche Gesamtsalzgehalt, wie dies aus Tab. 6 z. B. für das Oberflächenwasser der Nordsee in verschiedenen Gebieten hervorgeht. Das von Norden mit über 3,5% Salzgehalt bis in die Nordsee eindringende Meerwasser macht sich im Winter wegen der ausgeprägten westlichen und südwestlichen Winde sehr viel stärker bemerkbar als im Sommer. In geringem Umfang besteht dieser Unterschied auch für die Zunge atlantischen Wassers, die durch den englischen Kanal einströmt. Im Kattegat nimmt der Salzgehalt auf dem Weg in die Ostsee stark ab, so daß er im Arkonabecken nur noch ca. 0,8% beträgt. Längs der deutschen Ostseeküste sinkt er noch weiter bis auf 0,7%. Auch in der Ostsee liegt der Salzgehalt im Winter etwas höher als im Sommer, z. T. wegen der verminderten Süßwasserzufuhr vom Festland her.

Nach B. Schulz in C. Haeberlin (Lehrbuch der Meeresheilkunde, Berlin, 1935) ergeben sich daraus die in Tab. 6 und Abb. 6 festgehaltenen Verhältnisse, die auch heute noch zutreffen.

Der Salzgehalt hängt von Verdunstung und Eisbildung ab. Deshalb findet man die höchsten Salzgehalte der Meere in Gebieten mit trockenen Winden, mit Passaten, einen niederen Anteil dagegen in Regionen mit Monsunregen. Allgemein gilt, daß der Salzgehalt der Meere von den höheren zu den mittleren Breitengraden (Passatzonen) zunimmt. Eine Sonderstellung nimmt als abgeschlossenes Meer das Rote Meer ein, mit einem Salzgehalt von 4% im nördlichen Teil und einem höheren Magnesiumgehalt als die anderen Meere.

Genauer als die Durchschnittswerte in Tab. 6 zeigt Tab. 7 nach B. Schulz die Maximal- und Minimal-Salzkonzentrationen, die durch verschiedene Faktoren wie Wind in Küstennähe, Flußmündungen u. a. bestimmt werden.

Eine hier noch nicht gewürdigte wichtige Substanz im Meerwasser, auf deren physiologische Funktion für den Menschen wir an anderer Stelle noch ausführlich eingehen werden, ist das Jod. Tab. 4 zeigt, daß Jod mit ca. 50 mg/m^3 enthalten ist; eine ungeheuer geringe Menge.

Trotzdem spielt der Jodgehalt des Meerwassers und der Luft eine eminent wichtige Rolle für den Stoffwechsel, die Durchblutungsvorgänge, die Vorbeugung vor Kropfbildung usw. Es ist bekannt, daß der Jodgehalt der Milch von Kühen auf Marschweiden des Küstenlandes bei Verfütterung dortigen

Feuerschiff	Januar	Februar	März	April	Mai	Juni	Juli	August	Sept.	Oktober	Nov.	Dez.	Jahres-mittel
Borkum Riff . .	32,80	32,78	32,97	32,92	32,84	32,88	32,82	32,96	33,27	33,41	33,37	33,10	33,01
Norderney . . .	32,20	32,31	32,56	32,67	32,49	32,47	32,37	32,33	32,41	32,33	32,34	32,33	32,40
Weser	31,81	32,17	32,40	32,47	32,03	31,86	31,91	31,73	31,57	31,70	32,09	32,38	32,01
Minsener Sand	30,64	30,02	30,79	31,11	31,27	31,54	31,48	31,52	31,35	31,31	31,10	31,14	31,11
Bremen	27,39	26,53	27,31	27,65	28,17	29,09	29,51	29,47	29,09	29,35	28,48	31,23	28,60
Elbe 1	30,83	30,31	30,14	29,91	30,00	30,24	30,94	30,47	30,35	30,30	30,79	31,32	30,45
Elbe 4	16,49	17,17	17,24	15,87	17,02	18,52	19,65	19,81	19,30	19,52	17,91	19,00	18,12
Außeneider . .	28,80	28,63	29,31	29,25	29,17	29,75	29,80	29,68	29,54	29,53	29,52	29,80	29,40
Amrumbank .	30,55	30,39	30,83	30,92	30,50	30,92	30,55	30,78	30,89	30,98	30,81	31,31	30,79

Tab. 6 Mittlerer monatlicher Salzgehalt des Oberflächenwassers bei den deutschen Feuerschiffen der Nordsee in Promille (‰).

Feuerschiff		Jan.	Feb.	März	April	Mai	Juni	Juli	Aug.	Sept.	Okt.	Nov.	Dez.	Amplitude
Borkum Riff	Max.	34,47	34,56	34,87	34,29	34,17	34,22	34,27	34,67	35,23	34,58	34,94	34,74	5,33
	Min.	30,26	30,65	31,73	31,35	29,90	31,27	31,13	30,70	31,44	31,71	30,91	30,79	
Norderney	Max.	33,97	33,90	33,78	33,95	33,64	33,68	33,42	33,33	33,98	34,01	33,95	34,04	5,02
	Min.	30,88	30,97	31,04	31,62	29,02	30,41	29,23	29,88	29,61	29,52	30,46	30,21	
Weser	Max.	34,18	33,98	33,82	34,19	33,57	33,48	33,48	32,97	32,94	32,91	33,57	34,18	7,66
	Min.	30,10	29,94	28,21	27,97	27,68	28,26	29,60	28,21	26,53	28,80	29,79	30,45	
Minsener Sand	Max.	33,71	33,39	33,78	33,86	33,44	33,44	33,44	32,64	32,83	32,92	33,33	33,40	12,91
	Min.	20,95	20,95	22,74	24,58	27,25	28,59	27,79	27,48	27,11	27,86	25,35	25,57	
Bremen	Max.	32,57	32,16	33,52	33,21	33,33	33,60	33,44	32,52	32,59	33,90	33,03	33,33	19,41
	Min.	16,11	16,76	14,49	19,60	20,41	23,71	21,92	23,80	21,11	22,47	19,47	18,75	
Elbe 1	Max.	33,77	33,48	33,39	33,17	32,99	33,37	33,37	32,94	32,46	32,93	33,24	33,42	12,21
	Min.	26,04	24,14	23,89	22,94	21,56	26,49	24,24	23,19	25,26	25,44	25,30	27,68	
Elbe 4	Max.	29,70	29,13	28,17	28,37	26,18	29,07	29,97	29,34	29,96	29,13	29,53	23,84	26,24
	Min.	5,81	4,47	4,13	3,73	6,49	6,69	4,69	7,41	9,85	9,34	6,00	6,33	
Außeneider	Max.	32,81	32,79	33,21	31,94	31,80	31,54	31,85	32,20	31,87	32,05	32,63	32,92	10,11
	Min.	23,10	25,16	24,85	25,79	26,15	26,69	25,64	25,28	26,46	25,30	25,23	24,31	
Amrumbank	Max.	33,56	33,13	33,03	32,90	32,41	32,39	32,74	33,08	33,33	33,06	32,68	33,86	9,42
	Min.	26,06	27,47	27,05	26,87	24,44	28,40	28,31	28,19	29,09	29,43	28,51	25,21	

Tab. 7 Höchste und niedrigste bei den Feuerschiffen festgestellte Salzgehalte in Promille (‰).

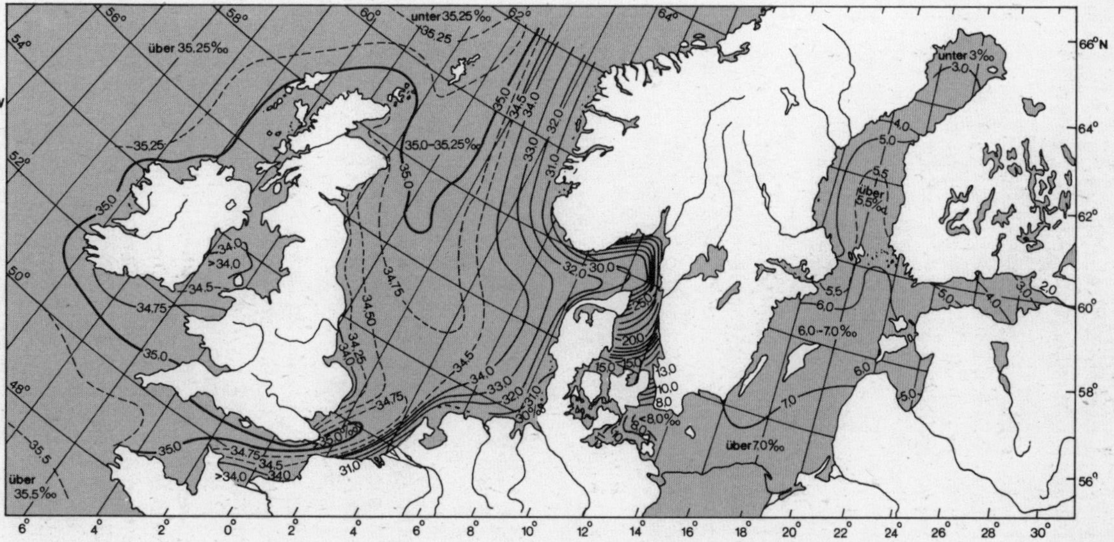

Abb. 6 Verteilung des Salzgehalts an der Oberfläche der Nord- und Ostsee im August (nach B. Schulz).

Heus gegenüber anderen Landstrichen um 50% höher liegt. Auf überfluteten Weiden kann sich der Jodgehalt um ein Vielfaches steigern.

An Gasen enthält das Meerwasser Sauerstoff, Stickstoff und Kohlensäure. Während in unserer Luft das Verhältnis von Sauerstoff zu Stickstoff 21:79 beträgt, finden sich im Meerwasser 30 – 35% Sauerstoff (!) und 65 – 70% Stickstoff. Der hohe Anteil an Sauerstoff im Meer ist für alle Tiere, die durch Kiemenatmung leben, von großer Bedeutung. Im Meerwasser wird also Sauerstoff im Vergleich zur Luft weit stärker angereichert. Normales Ozeanwasser mit einem Salzgehalt von ca. 3,5% enthält die in Tab. 8 genannten Mengen an Sauerstoff und Stickstoff. Für Kohlensäure kann man ca. 40 ml in 1 Liter Seewasser bei 0° C annehmen. Sie ist immer an die neutralen und sauren Salze des Meerwassers gebunden. Die Konzentration an Sauerstoff und an Kohlensäure hängt entscheidend vom niederen Pflanzen-und Tierleben (Plankton) des Meeres ab.

Gefahren der Meerwasserverschmutzung

Die Gefahren der Meerwasserverschmutzung nehmen in jüngster Zeit zu. Sie rühren einmal aus der Einmündung von Süßwasserflüssen, die schwer verunreinigt sein können, z. T. auch aus der Luft. Zum anderen wird die See durch Öl bedroht. Wer im Winter und Frühjahr an den Stränden der deutschen Nordseeinseln wandert, entdeckt große Mengen von verklumpten Ölresten am Strand. Infolge der niederen Temperaturen geht die Vermischung von Meerwasser und Ölabfällen zurück, die Verschmutzung an den Wasseroberflächen und Stränden nimmt erheblich zu. Deshalb bringen die kälteren Monate auch der Tierwelt, besonders der Vogelwelt, an Nord- und Ostsee verstärkte Gefahren.

Für das Leben der Flora und Fauna im Meer ist die Erhaltung des hohen Sauerstoffgehaltes und des Stickstoffs, den sie z. T. selbst produziert, von zentraler Bedeutung. Bei zunehmender Ölverschmutzung, wie sie z. B. 1983 im Krieg zwischen dem Irak und dem Iran im Persischen Golf aufgetreten ist oder bei den schweren Tankerunfällen vor der französischen Küste besteht die Gefahr, daß gerade das Überleben der niedrigen Pflanzen und Tiere nicht mehr gewährleistet ist, die den Sauerstoff produzieren, so daß damit möglicherweise schlagartig eine Katastrophe für das Leben im Meer ausgelöst wird. Damit könnte in weiten Bereichen auch das menschliche Überleben gefährdet werden. Die zunehmende menschliche Rücksichtslosigkeit bei der Verschmutzung der Meere, die letztlich nur auf uns selbst zurückschlagen kann, wird sich noch bitter rächen, ebenso die Unfähigkeit vieler Politiker und ihre Uneinsichtigkeit gegenüber dem Wert des Lebensraums Meer für den Menschen.

Temperatur	0°C	10°C	20°C
Kubikzentimeter O_2	8,2	6,4	5,3
Kubikzentimeter N_2	15,6	12,5	10,4

Tab. 8 Gehalt an Sauerstoff (O_{2+}) und Stickstoff (N_{2+}) im Meerwasser, bei einem Salzgehalt von ca. 3,5%.

Die Meerwassertemperatur

Die Temperatur hängt naturgemäß von den Regionen ab, in denen sich Meere befinden. Aber sie wird noch von einer ganzen Reihe anderer Faktoren beeinflußt.

Zunächst ist das Wärmespeichervermögen des Wassers größer als das des Festlandes. Wasser erwärmt sich unter Sonnenbestrahlung langsamer und speichert die Wärme länger als das Land. Diese Eigenschaft bestimmt wesentlich das auch im Winter ausgeglichene Seeklima. Während sich das Festland schneller erhitzt und abkühlt, könnte man die Wärmespeicherung des Wassers mit dem Prinzip eines elektrischen Wärmespeicherofens vergleichen, der seine Energie nur langsam, aber stetig auch nachts abgibt und damit die über ihm liegende Luft erwärmt. Die Luft wird stets vornehmlich durch die gespeicherte Wasser-oder Landwärme erhitzt, direkte Sonneneinstrahlung erwärmt sie nur gering. Deswegen ist es an der See, z.B. der

Nord- und Ostsee, an heißen Tagen nie zu warm, und an kalten Tagen nur unter extremen Wetterbedingungen, wie sie etwa mit weitgehendem Einfrieren der beiden Meere 1980/81 beobachtet wurden, zu kalt. Dem Besucher ist bekannt, daß auf dem Festland im Winter Schnee und Eis liegen können, während ihn nach der Fährenfahrt auf eine Nordseeinsel 4° – 5° C über dem Gefrierpunkt erwarten. Da sich die Temperatur des Wassers langsamer als die des Festlands ändert, also gewissermaßen nachhinkt, beobachtet man die tiefsten Wassertemperaturen oft erst im Februar/März.

Monate	Mai	Juni	Juli	Aug.	Sept.
Lufttemperatur Mittel . . .	10,8	14,7	16,1	16,3	14,1
Lufttemperatur 14 Uhr . .	13,5	17,4	18,5	18,8	16,4
Wassertemperatur	14,6	17,9	18,9	18,7	16,0

Tab. 9 zeigt (nach W. Leistner) die Mittelwerte des Oberflächenwassers und der Lufttemperatur von Mai bis September in Wyk auf Föhr, im Verlauf von 20 Jahren Beobachtung (1950 – 69).

Auch die Erwärmung der Nordsee durch den Golfstrom (Abb. 1) beeinflußt die Wassertemperatur. In diesen Genuß gelangen vor allem die dänischen Inseln. Die stärksten Gegensätze zum Festland beobachtet man auf den Inseln deshalb im Dezember, wenn das Meer noch relativ warm ist. Weihnachts- und Neujahrsbesucher wissen dies mit langen, erholsamen Strandmärschen bei einem gelegentlich noch herbstlichen Klima auf den ostfriesischen Inseln der südlichen Nordsee zu schätzen.

Die Temperaturen draußen an den Feuerschiffen sind nun nicht die Badewassertemperaturen an den Inselstränden oder am Festland. Am wärmsten wird das Wasser nach einem heißen Tag mit Erwärmung der Strände, auf die nach der Ebbe das Seewasser aufläuft. Jeder Sturm und jede größere Wellenbewegung kann dagegen selbst sehr warmes Seewasser in kürzester Zeit wieder extrem abkühlen, wenn durch den Wellengang kaltes Tiefenwasser an die Oberfläche gelangt. Je mehr wir uns dem Land nähern, desto mehr steigt die Wassertemperatur an. In den kältesten Monaten liegen die Oberflächenwasser-Temperaturen der Nord- und Ostsee erfahrungsgemäß zwischen – 0,5° bis + 7° C. In der Deutschen Bucht liegen die höchsten Temperaturen in den warmen Monaten um 17° – 18° C. Gele-

Feuerschiff	Jan.	Feb.	März	April	Mai	Juni	Juli	Aug.	Sept.	Okt.	Nov.	Dez.	Mittl. Jahres-temperatur	Amplitude
Borkum Riff . .	4,9	3,9	3,8	5,7	9,3	12,8	16,1	17,2	16,3	13,4	9,9	6,8	10,0	13,3
Norderney . . .	4,0	3,2	3,4	5,4	8,6	12,4	16,0	17,3	16,3	13,2	9,3	6,1	9,6	14,1
Weser	4,0	3,0	3,1	5,4	8,7	12,9	16,0	17,2	16,0	13,1	9,3	6,2	9,6	14,2
Minsener Sand	3,2	2,5	3,3	5,8	9,5	13,3	16,4	17,3	15,8	12,4	8,6	5,0	9,4	14,8
Bremen	2,7	2,3	2,9	6,3	10,5	14,1	17,0	17,1	15,4	11,5	7,3	3,8	9,2	14,8
Elbe 1	3,6	2,8	3,2	6,0	9,7	13,4	16,6	17,3	15,9	12,4	8,8	5,5	9,6	14,5
Elbe 4	1,9	1,7	2,8	6,7	11,4	14,9	17,7	17,6	15,3	10,9	6,5	3,1	9,2	16,0
Außeneider . .	2,6	2,1	1,7	5,9	10,2	14,0	17,1	17,5	15,6	11,6	7,9	4,6	9,3	15,4
Amrumbank .	4,1	2,9	3,2	5,9	9,7	13,2	16,6	17,6	16,0	13,1	9,2	5,9	9,6	14,7

Tab. 10 zeigt (nach B. Schulz) die mittleren Monatstemperaturen des Oberflächenwassers der Nordsee im Verlauf zehnjähriger Beobachtung.

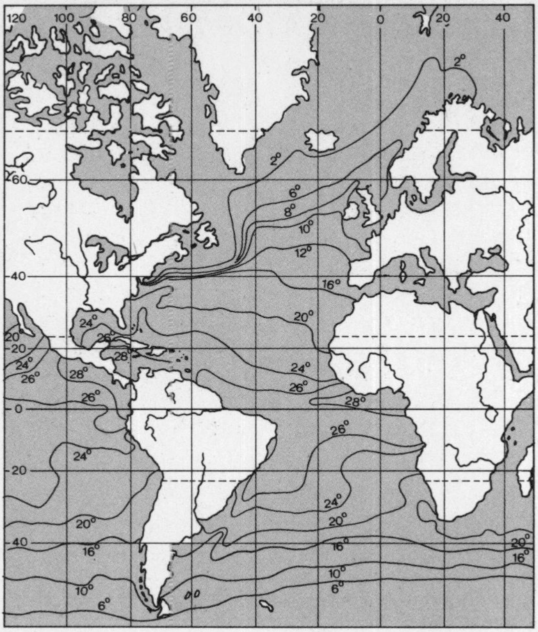

Abb. 7a
Temperatur der Meeresoberfläche im Februar (in Grad Celsius).

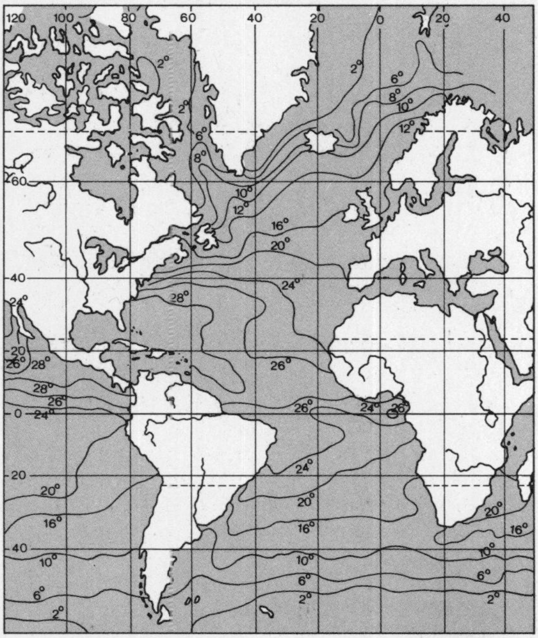

Abb. 7b
Temperatur der Meeresoberfläche im August (in Grad Celsius).

gentlich, an sehr warmen Tagen, ist das Badewasser der Inselstrände 20° – 23° C warm.

Ein bewölkter Seehimmel, der wasserdampfreich ist, verhindert eine stärkere Wärmeabstrahlung. Die Luft bleibt wärmer als an klaren Tagen. Die genannten Temperaturunterschiede machen sich bereits eindeutig auf den nord- und ostfriesischen Inseln oder der dänischen Inselwelt bemerkbar und fördern dadurch die Möglichkeiten der Winterkur.

Mit dem Vorrücken der Isothermen des August im Sommer nach den Polen zu nimmt die Oberflächenwasser-Temperatur am Äquator im Atlantischen Ozean von ca. 28° C auf ca. 26° C ab. Dafür erwärmt sich das Wasser um den Bereich der Kanarischen Inseln von 20° auf 24° C (Februar bis August), entsprechend natürlich auch in unseren Regionen. Dies geht aus den Abb. 7a und 7b übersichtlich hervor.

Die Wellen

Die Meereswellen entstehen durch die Kraft des Windes. In der Nordsee werden Wellenhöhen von über 4 Metern nur selten gemessen. Die Wellenbewegung kann sich bis in eine Tiefe von ca. 3500 Metern bemerkbar machen, wenn die Wellenhöhe im Ozean ca. 10 Meter erreicht. Man nimmt an, daß sich die Wellenbewegung etwa um das 350fache der jeweiligen Wellenhöhe in die Tiefe fortpflanzt. Gewöhnlich weisen Sturmwellen im Ozean eine Höhe von 5 – 7 Metern und eine Länge von 70 – 140 Metern auf. Die höchsten Wellen findet man mit bis zu 12 Metern Höhe in den südlichen Breiten im Gebiet der stetigen Westwinde.

Bei uns werden von den Badegästen die Wellenhöhen meist überschätzt. Bei einem Orkan können sie aber beträchtliche Steilheit erlangen und gefährliche Brecher auslösen. Der Böschungswinkel kann bei 10 – 15 Grad liegen.

Die Wellenlängen sind in der Nordsee größer als in der Ostsee. Dies hängt auch von der Tiefe ab. Während nördlich der Doggerbank Tiefen bis zu 200 Metern gemessen werden, liegen sie im allgemeinen zwischen 13 – 35 Metern. Im südlichen Teil der Nordsee gibt es einige Rinnen mit Tiefen von über 60 Metern.

Eine solche Rinne liegt zum Beispiel südlich vor Helgoland. Den Nordseeseglern und den Besuchern Helgolands ist bekannt, daß in diesem Gebiet, bedingt durch die abrupten Tiefenunterschiede, plötzliche, äußerst böse Grundseen auftreten können.

Die Ostsee ist meist mehr durch kurze steile Seen gekennzeichnet, die für den Wassersportler sehr unangenehm sein können.

Am regelmäßigsten bilden sich Wellen aus, wenn der Wind nicht mehr direkt einwirkt. Man spricht von einer Dünung, die in weitentfernten Sturmgebieten ausgelöst worden sein kann und sich bis in große Entfernungen bemerkbar macht. Die Fortpflanzungsgeschwindigkeit einer Welle ist unabhängig von ihrer Höhe, nimmt aber mit der Wellenlänge zu. In den Zonen der Passatwinde beträgt die Fortpflanzungsgeschwindigkeit 7 – 8 Meter in der Sekunde (!). Die mächtigsten Sturmwellen können sogar bis zu 24 Meter in der Sekunde zurücklegen, eine Geschwindigkeit, die einem Personenwagen nahekommt! Für den Seebesucher ist diese Information wichtig, weil er bei leichtsinnigem Sport im Meer auch ohne Schlechtwetter manchmal sehr rasch von einer unangenehmen Dünung überrascht werden kann und sich deshalb nie unvernünftig weit vom Land entfernen sollte.

Die meisten Menschen, die an die Nordsee kommen, können sich nicht vorstellen, wie stark und gefährlich die Strömungen und Wellen sein können. Jedes Jahr ertrinken Menschen durch unvernünftiges, zu weites Hinausschwimmen, Hinaustreiben auf Luftmatratzen, beim Surfen oder unerfahrenen Segeln. Das Seeamt hat bei einem Prozeß über einen solchen Seeunfall das richtige Wort gefunden, das jeder kennen sollte: daß die Nordsee nicht harmlos ist, die Nordsee ist eine „Mordsee".

Trotz gleicher Heftigkeit von Sturm oder Orkan nimmt die Sturmfluthöhe nach Westen hin ab. Der Einfluß des Windes wächst mit flacher werdenden Meerestiefen und bei besonderen geographischen Bedingungen. Dies sind große Buchten wie die Deutsche Bucht bei Hamburg oder sich verengende Fahrwasser wie die Weser- und Elbemündung, insbesondere aber der englische Kanal, wo die aufgepeitschten Wassermengen, direkt aus den Tiefen des Ozeans kommend, auf den Festlandssockel und die Enge der Fahrinne prallen. Die stärkste Sturmwirkung wird in Seichtwassergebieten erreicht, wobei natürlich die Gezeitenströme, die Windrichtung usw. eine große Rolle spielen.

Ebbe und Flut

Ebbe und Flut resultieren aus dem Zusammenspiel vieler Faktoren. Sie zeitlich exakt zu berechnen, bedarf es hochkomplizierter Rechenanlagen, wie sie etwa in Hamburg im Hydrographischen Institut stehen, das jährlich neue Daten für die Nordsee publiziert. Tab. 11 zeigt einen typischen Auszug aus einem Tidenkalender, den jede Buchhandlung an der Küste und auf den Inseln anbietet. Ebbe und Flut treten zweimal täglich ein, entsprechend dem Mondumlauf. Der zeitliche Abstand beträgt jeweils ca. 6 Stunden, was freilich starken Schwankungen unterliegt. So zeigt Tab. 11 für den 1. Januar Hochwasser um 1.11 Uhr nachts und Niedrigwasser um 8.30 Uhr früh (Differenz 7 Stunden 19 Minuten). Das nächste Hochwasser folgt um 13.44 Uhr (Differenz nur 5 Stunden 14 Minuten), das nächste Niedrigwasser um 21.06 abends (Differenz 7 Stunden 22 Minuten).

Wenn am 1. Januar das Hochwasser nachts um 1.11 Uhr auftrat, war es am 2. Januar bereits 2.18 Uhr (Differenz 77 Minuten), am 3. Januar 3.17 Uhr (Differenz 59 Minuten) und am 4. Januar 4.07 Uhr (Differenz 50 Minuten). Auch hier zeigt sich, wie stark die Schwankungen und wie kompliziert die Berechnungen sind.

Das Steigen des Wassers bezeichnen wir als Flut, das Fallen als Ebbe (Abb. 10). Der höchste Stand wird Hochwasser (nicht Flut) genannt, der niedrigste Niedrigwasser, die Höhendifferenz zwischen beiden heißt Tidenhub. Die Gezeiten verschieben sich täglich um durchschnittlich 50 Minuten, um die die Flut später eintritt (Tab. 11).

Springzeit (2 Tage vor und 2 Tage nach Vollmond) ist die Zeit, in der Mond und Sonne die Stellung zur Erde haben, aus der heraus sie ihren Einfluß auf den Tidenhub in gleicher Richtung und daher am stärksten ausüben.

Nippzeit (2 Tage vor und 2 Tage nach Halbmond) ist sinnge-

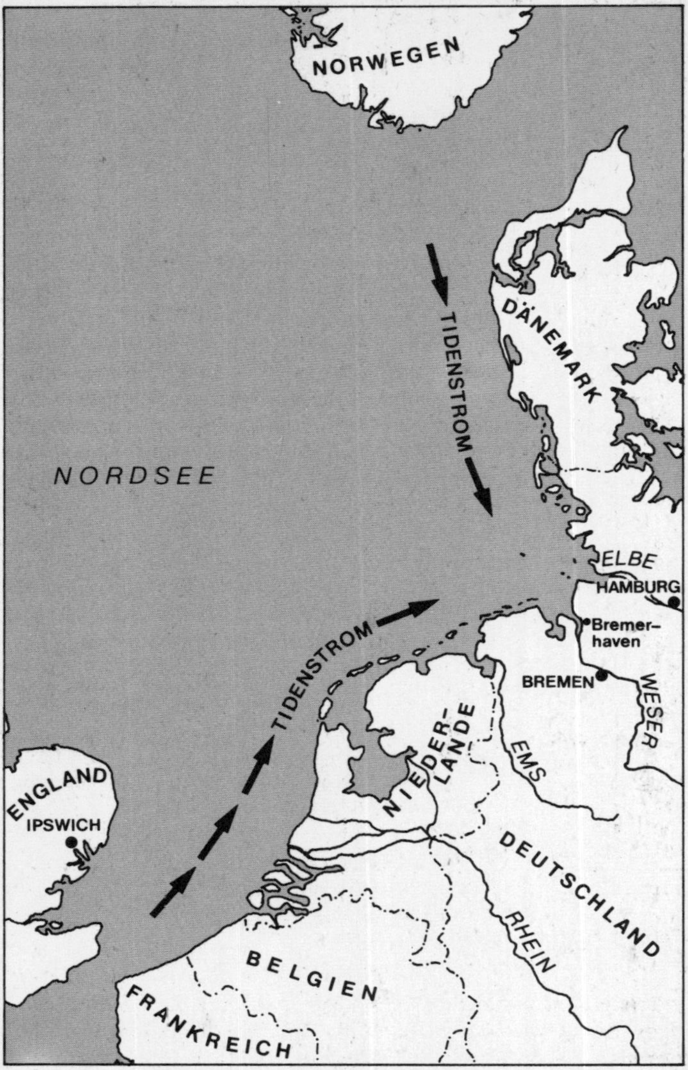

Abb. 8 zeigt, daß in die Nordsee mit den Gezeiten ein Tidenstrom von der Nordspitze Schottlands und ein anderer aus dem englischen Kanal eindringt (nach Kramer).

Hamburg (St. Pauli) 1977

Tag	Januar				Tag	Februar			
	H.W.		N.W.			H.W.		N.W.	
	h m	h m	h m	h m		h m	h m	h m	h m
1 S	01 11	13 44	08 30	21 06	D	02 33	15 09	10 06	22 29
2 S	02 18	14 50	09 41	22 08	M	03 35	16 03	11 06	23 20
3 M	03 17	15 45	10 41	22 59	D	04 24	16 48	11 52	– –
4 D	04 07	16 31	11 30	23 43	F 2	05 05	17 27	00 03	12 33
5 M 2	04 49	17 11	– –	12 12	S	05 43	18 05	00 43	13 14
6 D	05 28	17 49	00 22	12 51	S	06 19	18 42	01 22	13 52
7 F	06 05	18 26	01 00	13 29	M	06 55	19 17	01 58	14 29
8 S	06 41	19 02	01 37	14 07	D	07 30	19 56	02 33	15 06
9 S	07 14	19 36	02 12	14 43	M	08 11	20 39	03 13	15 46
10 M	07 47	20 14	02 45	15 20	D	08 56	21 23	03 57	16 28
11 D	08 27	20 57	03 22	16 00	F 3	09 41	22 07	04 42	17 09
12 M 3	09 12	21 44	04 06	16 44	S	10 31	23 01	05 30	17 59
13 D	10 00	22 33	04 53	17 30	S	11 37	– –	06 32	19 08
14 F	10 55	23 32	05 46	18 26	M	00 16	13 02	07 55	20 34
15 S	– –	12 03	06 53	19 36	D	01 43	14 29	09 26	21 59
16 S	00 45	13 22	08 13	20 55	M	03 03	15 44	10 44	23 07
17 M	02 03	14 41	09 35	22 11	D	04 07	16 41	11 45	23 58
18 D	03 15	15 52	10 49	23 15	F 0	04 57	17 27	– –	12 33
19 M 0	04 17	16 51	11 51	– –	S	05 40	18 06	00 42	13 15
20 D	05 10	17 40	00 08	12 42	S	06 20	18 44	01 23	13 54
21 F	05 56	18 25	00 54	13 29	M	06 57	19 18	02 00	14 29
22 S	06 39	19 08	01 37	14 15	D	07 32	19 49	02 34	15 00
23 S	07 22	19 47	02 19	14 56	M	08 05	20 20	03 07	15 30
24 M	08 00	20 22	02 57	15 32	D	08 36	20 51	03 39	15 59
25 D	08 36	20 57	03 32	16 05	F	09 07	21 20	04 09	16 25
26 M	09 11	21 31	04 05	16 37	S 1	09 38	21 55	04 38	16 54
27 D 1	09 47	22 07	04 39	17 08	S	10 23	22 52	05 17	17 42
28 F	10 27	22 53	05 18	17 47	M	11 34	– –	06 24	18 59
29 S	11 23	23 58	06 11	18 45					
30 S	– –	12 38	07 25	20 02					
31 M	01 17	13 59	08 49	21 22					

0: Neumond 2: Vollmond
1: Erstes Viertel 3: Letztes Viertel

Tab. 11 Auszug aus dem Tidenkalender.

mäß die Zeit, in der Sonne und Mond infolge ihrer Stellung zur Erde den schwächsten Einfluß auf den Tidenhub ausüben. Demnach ist während der Springzeit das Hochwasser besonders hoch und das Niedrigwasser besonders niedrig, während zur Nippzeit das Hochwasser besonders niedrigen und das Niedrigwasser besonders hohen Wasserstand hat.

Mittzeit (3 Tage) ist der zwischen Spring- und Nippzeit oder Nipp- und Springzeit liegende Zeitabschnitt.

Springzeit – Mittzeit – Nippzeit – Mittzeit – Springzeit folgen in dieser Reihenfolge während eines halben Mondumlaufs einander und werden, beginnend mit der Springzeit (Voll- oder Neumondsbeginn), folgendermaßen eingeteilt:

	Springzeit	2 Tage	
+	Mittzeit	3 Tage	
+	Nippzeit	4 Tage	
+	Mittzeit	3 Tage	
+	Springzeit	2 Tage	= 14 Tage

Das Phänomen Ebbe und Flut war schon in der Antike bekannt. Herodot und Diodor von Sizilien erwähnten die „große Flut“ im Roten Meer. Cäsar wußte, daß bei Vollmond die Flut besonders stark war und nutzte diese Kenntnisse. Plinius leitete das Phänomen mit Bestimmtheit von der Anziehungskraft der Sonne und des Mondes ab. Viele Hypothesen wurden von Naturforschern um die Entstehung von Ebbe und Flut aufgestellt. Galilei leitete sie aus der „doppelten Erdbewegung“ ab. Descartes führte sein „Wirbelsystem“ an, Kepler wies auf die Anziehungskraft des Mondes als Ursache hin. Newton stellte eine strenge Verbindung mit den Gravitationsgesetzen her. Ihm wird heute zugeschrieben, die grundlegenden wissenschaftlichen Erklärungen gefunden zu haben. Es darf aber nicht verkannt werden, daß der Gedankengang, für Ebbe und Flut seien die Anziehungskraft des Mondes und der Sonne verantwortlich, schon lange vor Newton auftrat.

Die Gezeiten äußern sich nicht in allen Bereichen der Meere gleichartig. Das Ausmaß der Flutwelle rührt von der gemeinsamen Anziehungskraft von Sonne und Mond her. Die Gezeitenwelle ist stärker oder schwächer ausgeprägt, je nachdem die beiden Himmelskörper in gemeinsamer oder in entgegengesetzter Richtung zur Erde stehen. Sie üben die stärkste Anziehungskraft auf die leicht verschiebbaren Wassermengen zur Zeit des Voll- und Neumondes aus (Abb. 9a). Die dadurch entstehenden höchsten Fluten werden auch Springfluten genannt. Abb. 9a zeigt, daß die Anziehungskraft auf die Meere am stärksten ist, wenn Sonne und Mond sozusagen hintereinander, in einer Richtung stehend, auf die Erdkugel einwirken (Neumond). Der gleiche Effekt entsteht, wenn der Mond auf der anderen Seite

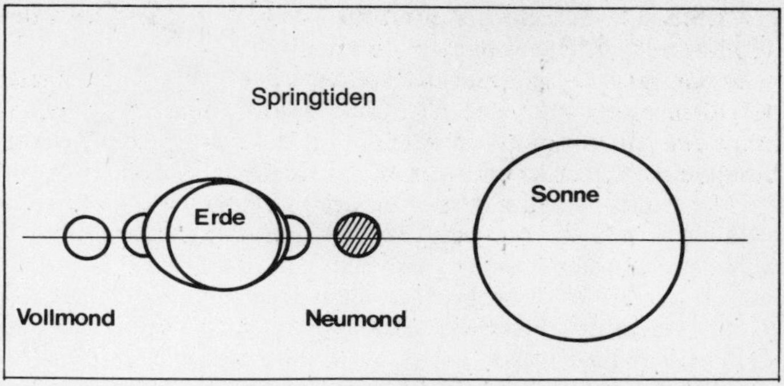

Abb. 9a zeigt, daß die stärkste Anziehungskraft auf die Weltmeere dann einwirkt, wenn Sonne und Mond in einer Achse zur Erde stehen, wobei kein Unterschied besteht, ob sich der Mond jeweils vor der Sonne oder auf der anderen Seite der Erde befindet. Infolge des Mondumlaufs beobachten wir zweimal monatlich eine Springflut und zweimal auffällig niedriges Hochwasser.

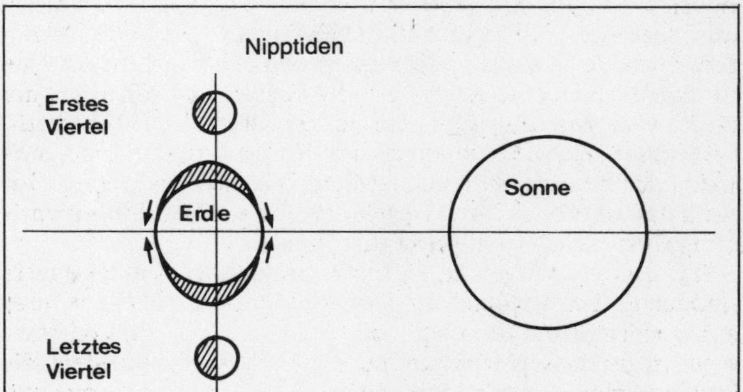

Abb. 9b zeigt den Mond senkrecht zur Achse zwischen Sonne und Erde stehend. Auf Grund seiner größeren Nähe zur Erde übt er auf das Meer eine stärkere Anziehungskraft als die Sonne aus, hierdurch werden die Anziehungskräfte der Sonne teilweise „neutralisiert“. Die Wirkung des Mondes wird hierbei überwiegen, aber die Fluthöhe wird durch die anders gerichtete Sonnenanziehung verringert. Auch dieses Ereignis wiederholt sich zweimal im Monat.

der Erde sich auf einer Achse mit Erde und Sonne befindet (Vollmond). Vornehmlich im Bereich der großen Wasserflächen der Weltmeere (nicht der kleinen Binnenmeere wie Nord- und Ostsee) entsteht eine Art „Wasserwulst“ bzw. eine Erhöhung des Meeres, die sich als Flutwelle an die Küsten, in die Flüsse hinein, und so auch durch den englischen Kanal und um die Nordküste von Schottland herum in die Nordsee bewegt.

Wenn Sonne und Mond nicht am Äquator stehen, so können tägliche Ungleichheiten im Auftreten von Ebbe und Flut bis hin zur „Eintagsflut“ etwa im Indischen Ozean und den chinesischen Gewässern auftreten. Starke Unregelmäßigkeiten werden auch an der pazifischen Küste der USA, im Golf von Mexico und auf den Inseln des Stillen Ozeans beobachtet.

Eine „Wasserschwellung“ entsteht auch (Abb. 9a), wenn sich der Mond auf der Gegenseite der Erde befindet. Deshalb treten Ebbe und Flut zweimal täglich auf. Entsprechend dem Mondumlauf wird auch zweimal im Monat eine hohe Flutwelle als Springflut hervorgerufen, und zweimal eine besonders niedrige, die wir als Nippwasser bezeichnen. Das Bild der Flut wird örtlich stark von anderen Faktoren wie Wassertiefen, Winden usw. beeinflußt. So kann z. B. die Flutwelle in die Elbmündung gefährliche Ausmaße annehmen, wenn die in Richtung Ost strömende Flutwelle noch von einem starken Westwind verstärkt wird. Mancher Helgolandfahrer, der aus der Elbe kam, hat dies zu spüren bekommen. Erst recht können hohe, sich brechende Grundseen beim „Kentern“ des Stroms von der Flut zur Ebbe entstehen, wenn die Flutwelle aus der Elbe zurück nach Westen fließt und gegen den Wind strömt.

Das Bild von Ebbe und Flut, wie wir es an der Nordsee und, deutlich schwächer, auch an der Ostsee kennen, wird von ihrer geringen Tiefe und der Kleinheit der größtenteils von Land eingeschlossenen Meere bestimmt. Die Höhe der Gezeiten- und Brandungswellen nimmt mit abnehmender Tiefe zu. In flachem Wasser, besonders in sich schlauchartig verengenden Meerbusen und Flußmündungen (Elbe, Weser, englischer Kanal), steigt die Gezeitenhöhe viel stärker an als an einer frei am Meer gelegenen Küste, die steil in große Meerestiefen abfällt. Deswegen treten die höchsten Flutwellen im Bereich des englischen Kanals auf, etwa bei Cherbourg mit 12 Metern Tidenhub. Hier kann die Stromgeschwindigkeit 8 Seemeilen (ca. 14 Stundenkilometer) erreichen. Die höchsten Flutwellen der Erde findet man an der Ostküste Kanadas, in Neuschottland, wo die Flut bei Springtidenhub mit einer Höhe von 15 bis zu über 20 Metern in die Fundy-Bai einlaufen kann.

An der deutschen Nordseeküste und bei den Inseln beträgt der mittlere Tidenhub 2,25 bis 3,60 Meter, der mittlere Springtidenhub 2,55 bis 4,00 Meter und der mittlere Nipptidenhub 1,85 bis 3,10 Meter. Der mittlere Tidenhub in Norderney liegt bei 2,36 Meter. In der Ostsee gibt es nur geringe Wasserstandsänderungen mit den Gezeiten. Der Tidenhub beträgt in Kiel ca. 7cm, auf Fehrmarn 6cm, in Arkona auf Rügen 2cm. Er nimmt von Rügen bis Memel stetig auf nur noch 7mm ab. Je mehr man sich der Nordsee nähert, desto eher wirken sich hier die Gezeiten aus. So beträgt der Unterschied in Kopenhagen ca. 15cm.

Im Mittelmeer können Fluthöhen bis ca. 1 Meter erreicht werden. In der Adria steigen sie von 6cm bei Korfu bis zu 60cm bei Triest an.

Besonders drastisch können sich die Gezeitenströme in einigen Flußmündungen als gefährlich brandende, hohe Flutwellen auswirken, wenn die Flut sehr schnell von tiefem in flaches Wasser gelangt und ein starkes Gefälle zu überwinden hat. In China ist dies im Mündungsgebiet des Tsien-tang-kiang bekannt, wo eine fast senkrechte, schnell herannahende, 3,5 – 4 Meter hohe „Wassermauer“, die manchmal sogar bis zu 7 Meter Höhe erreicht, als Flutwelle naht und alle Schiffe zerstören kann. Ähnliches erleben auch die Anwohner der Gironde oder des Severn mit ihren in den tiefen Atlantik einmündenden Flüssen. Dort wird die Flut auch als „Macaret“ (französisch) oder „Bore“ (englisch) bezeichnet, obgleich sie nicht das chinesische Ausmaß erreicht. Starke Flutwellen werden auch in der Seinemündung, in der Mündung des Amazonas und anderswo beobachtet.

Der geringste Gezeitenstrom in der Nordsee tritt zum Zeitpunkt des Niedrig- und des Hochwassers auf. Wenn der Strom „kentert“, besteht nahezu Stromstille, eine Art „Stauwasser“. Aber diese Erscheinung gilt nur für unsere flachen Küstengebiete.

Im tiefen, offenen Meer der Ozeane erfolgt der Wechsel der Stromrichtung bei halber Flut und halber Ebbe. Dort hat zur Zeit des höchsten und niedrigsten Wasserstandes die horizontale Strömung ihre größte Geschwindigkeit. Mit Annäherung an die Küsten verschiebt sich der Stromwechsel. Im offenen Meer liegt das Stillwasser in der Mitte zwischen Hoch- und Niedrigwasser. Am besten stellt man sich den Gezeitenablauf als eine Wellenbewegung vor, mit der Flut als Wellenberg und der Ebbe als Wellental.

Da die Stärke der Gezeitenströme von der Wassertiefe und der Höhe der Gezeiten abhängt, sind sie auf hoher See kaum zu bemerken. Bei einer Wassertiefe von ca. 3700 Metern beträgt die Geschwindigkeit nur 85 Meter pro Stunde. Dementsprechend ist auch der Tidenhub auf hoher See und an vereinzelt im Ozean liegenden Inseln gering. Auf St. Helena beträgt er 0,9 Meter. Bei den stärkeren und höheren Flutwellen der flachen Nordsee und der Wattenmeere können beachtliche Geschwindigkeiten erreicht werden, in den Wattenmeeren ca. 2 – 3 sm stündlich, vor den Inseln um 4 sm (über 7 Stundenkilometer), in Abhängigkeit vom jeweiligen Gezeitenstand. Von Badenden und Wattwandernden wird diese Gefahr immer wieder unterschätzt. Jährlich werden unkundige oder übermütige Touristen und erschöpfte Surfer vom Flut- oder Ebbestrom – beide sind gleich gefährlich, weil der vom englischen Kanal her einströmende Flutstrom nach „rechts“ in die deutsche Bucht fließt und der rückkehrende Ebbestrom mit gleicher Wucht nach „links“ strömt – ins Meer getrieben. Selbst der versierteste und kräftigste Schwimmer hat keine Chance, gegen die Geschwindigkeit des Stroms anzukämpfen, der außerhalb der Inseln noch stärker wird. Zusätzliche Erschöpfung, ausgelöst durch den für den Körper aggressiven Salzgehalt des Wassers bringt jährlich mehreren Menschen den Tod (s. Kapitel über Tod durch Unterkühlung).

Daß die Gezeiten an verschiedenen Orten zeitlich verschoben auftreten, muß nicht betont werden. Wo die Flutwelle, z. B. aus dem englischen Kanal kommend, zuerst auftritt, beginnt auch die Flut eher als an weiter entfernten Orten, etwa in der Deutschen Bucht oder gar im Bereich der Oberläufe der großen Flüsse wie der Elbe (Cuxhaven). Diese Verschiebungen sind dem Gezeitenbüchlein des DHI genau zu entnehmen. So tritt die Flutwelle in Stade im Vergleich zur Elbmündung bei der Insel Scharhörn um fast 3 Stunden später auf; in Norderney kommt sie früher an als in Wangerooge. Der geübte Segler macht sich diesen „Zeitgewinn“ bei einer Segelfahrt von Norderney nach Wangerooge zunutze, indem er, sozusagen mit der

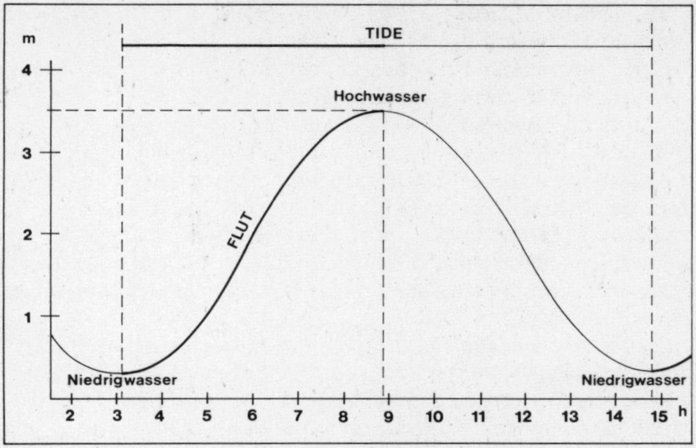

Abb. 10 zeigt grob schematisch die Gezeitenkurve mit Ebbe und Flut sowie die damit verbundene Zeitverschiebung um ca. 50 Minuten täglich.

Flutwelle nach Osten schwimmend, Untiefen (Hochs) des Wattenmeers noch mit ausreichendem Wasser unter dem Kiel überqueren kann. Will er aber dieselbe Strecke in umgekehrter Richtung zurücklegen, segelt er dem Flutstrom entgegen und hat viel weniger Zeit, sein Ziel noch rechtzeitig vor dem fallenden Wasser ohne Strandung zu erreichen. – Wegen der geringen Änderungen des Wasserstandes in der Ostsee sind solche Verhältnisse dort unbekannt.

Die Farbe des Meerwassers

Als Faustregel gilt, daß Wasser um so mehr tiefblau erscheint, je durchsichtiger es ist. Trübungen werden in der Nordsee, ebenso in anderen Gewässern, vor allem durch Mikroorganismen wie Plankton hervorgerufen. Manchmal sieht man im Frühsommer in der Nordsee ganze Teppiche oder merkwürdige Schaumbildungen bis nahe an die Strände gelangen, die durch solche Organismen erzeugt werden.

Die scheinbar grüne Farbe des Meeres ist das Produkt der Lichtbrechung und der Mikroorganismen. Das Meerwasser reflektiert vornehmlich Wellenlängen im blauen Bereich, während es die roten und gelben Anteile absorbiert (aufnimmt). Je klarer das Wasser ist, desto kompletter werden die roten und gelben Anteile absorbiert und desto isolierter die blauen zurückgeworfen. Das Wasser erscheint uns tiefblau. Je trüber aber das Wasser durch Anreicherung von Plankton ist, desto mehr wirft es auch rote und gelbe Wellenlängen zurück. Da jetzt sowohl gelbe als auch blaue Anteile reflektiert werden und zusammentreffen, entsteht daraus für das menschliche Auge die Farbe grün.

Auch der Salzgehalt und die Wassertemperatur spielen hierbei eine Rolle. Besonders in Strandnähe treiben überdies Sandpartikel im Wasser, und in Nähe der Flußmündungen fallen zusätzliche Verunreinigungen an, die dann dem Wasser ein schmutziges, bräunliches Aussehen verleihen.

Das Meeresleuchten

Im Bereich der Nord- und Ostsee läßt sich, vor allem in den warmen Sommermonaten, das sogenannte „Meeresleuchten" beobachten. Es wird durch Seetiere von teilweise mikroskopischer Kleinheit erzeugt. Das Meeresleuchten tritt vor allem in dunklen Nächten auf. Tagsüber halten sich die Tiere meist in größeren Tiefen auf und gelangen erst nach Sonnenuntergang wieder an die Oberfläche. Es sind bestimmte äußere Reize seitens des Klimas, der Wasserbewegung usw. erforderlich, um die Tiere zu Leuchterscheinungen zu reizen. Dieses Phänomen läßt sich besonders gut in brechenden Wellen, nachts beim Baden und im Kielwasser nächtlich fahrender Schiffe beobachten. Man kann die Leuchterscheinungen auch zu Hause, in einem Eimer mit Meerwasser, durch Handbewegungen auslösen. Die Leuchtkraft ist gelegentlich so gewaltig, daß man dabei lesen kann. Besonders in tropischen Gewässern wird das phosphorizierende Aufleuchten und Glitzern noch wesentlich stärker als in unseren Meeren beobachtet.

DIE NORDSEE UND DIE OSTSEE

Die Nordsee

Früher sprach man auch vom sogenannten „Deutschen Meer", von den Engländern als „German Ocean", von den Dänen als „Westsee" bezeichnet. Die durch internationale Vereinbarungen festgelegte Aufteilung der Nordsee an die Küstenländer hat diese Bezeichnungen überholt; das gegenüber zahlreichen anderen Meeren einmalige, heilwirksame Nordseeklima und -wasser freilich blieb unverändert.

Der Salzgehalt der Nordsee ist größer als derjenige der Ostsee und nimmt mit der Tiefe von Süden nach Norden zu. Das Oberflächenmeerwasser hat im Mittel 3,4% Salzgehalt. Die Strömungen sind äußerst veränderlich. Infolge des vorherrschenden West/Südwest-Windes hat die Strömung gewöhnlich eine nordöstliche Richtung; mit nördlicheren nordwestlichen Winden zieht gleichzeitig ein Strom längs der norwegischen Küste über das jütländische Riff mit großer Geschwindigkeit nach Helgoland (Abb. 8). Die Gezeiten in der Nordsee verursachen einige interessante Phänomene, weil sie von zwei Flutwellen, eine von der Nordspitze Englands und eine aus dem Kanal kommend, beeinflußt werden. Bei der holländischen Insel Texel, wo sich beide Flutwellen treffen, dreht die Stromrichtung während einer Gezeit von 12 Stunden allmählich durch alle Himmelsrichtungen von Norden über Osten, Süden, Westen bis wieder auf Norden usw. Ähnliche Drehströme sind an der Wesermündung und auf der Höhe von Sylt beobachtet worden. Der durchschnittliche Unterschied zwischen Ebbe und Flut beträgt an den deutschen Küsten etwa 3 m, bei Nordweststürmen aber steigt die Springflut auch mehr als 7 m über die gewöhnliche Höhe und kann verheerende Wirkungen haben.

Die Heilwirkung an der Nordsee hängt nicht nur von dem Gehalt des Meerwassers an verschiedenartigen Mineralstoffen, Spurenelementen, Algen usw. ab, sondern auch vom Salz- und Jodgehalt und der Reinheit der Meeresluft. Außerdem spielen mögliche Einwirkungen des Schlicks und der in ihm befindlichen Mikroorganismen eine Rolle, ebenso der Jodgehalt in der Luft und auch im Trinkwasser, wo er sich durch das gehäufte Vorkommen von Seetang und Algen erklärt.

Die Nordsee unterliegt im besonderen Maße den Wärmeeinflüssen des Golfstroms. Zusammen mit der unterschiedlich raschen Erwärmung des Meeres gegenüber dem Land schafft er bis in Küstennähe ein besonders charakteristisches Meeresküstenklima, das den Nordseeinseln auch im Winter häufig ein wesentlich milderes, maritimes Klima im Gegensatz zu den kalten kontinentalen Luftmassen beschert. Dies gilt besonders für die im südlichen Bereich der Nordsee liegenden Inseln und Küstenstädte. Der Kenner des maritimen Klimas weiß, daß selbst bei starken Schneefällen und Schneeverwehungen auf dem norddeutschen Festland auf den vorgelagerten Inseln nur selten Temperaturen beobachtet werden, die unter +1 bis +4° C absinken. – Maritimes Klima ist vom Seewind abhängig. Im Gegensatz zur Nordsee unterliegen etwa die Ostsee und das Schwarze Meer einem eher kontinentalen Klimaeinfluß, während das Mittelmeergebiet weitgehend von afrikanischen Luftmassen bestimmt wird.

Die Ostsee

Die Ostsee, früher auch Baltisches Meer genannt, ist durch den Sund, den Großen und Kleinen Belt mit dem Kattegat und der Nordsee verbunden. Sie bedeckt eine Fläche von ca. 430.000 qkm. Zu den ca. 250 Flüssen, die in die Ostsee einmünden, gehören Trave, Oder, Persante, Wipper, Stolpe, Weichsel, Pregel und Memel (wenn wir die alten deutschen Bezeichnungen verwenden). Die Meerestiefe beträgt im Mittel nur ca. 67 Meter. Südlich von Stockholm befindet sich, etwa 30 sm vom Land entfernt, die tiefste Stelle mit 459 Metern. Östlich von Bornholm liegen Meerestiefen von 60 bis 100 Metern, in der Gegend von Gotland bis 200 Meter. Insofern besteht die Ostsee aus einer Reihe von Becken mit verschiedenen Wassertiefen, wodurch das Wasser nur beschränkt von einem Becken in das andere fließen kann. Die Tiefenstruktur beeinflußt auch den Zustrom von Nordseewasser, weil die einzigen Zuflußstraßen relativ flach sind. Im Kleinen Belt beträgt die Wassertiefe nur 8 Meter, im Sund 7–8 Meter, während es im Großen Belt nie weniger als 20 Meter sind.

Wegen der Einmündung einer hohen Zahl von Süßwasserflüssen, der Eingeschlossenheit des Ostseebeckens, der Enge der Zuflußmöglichkeiten der Nordsee, die wegen ihrer geringen

Tiefe zugleich eine natürliche Barriere bilden, kann die Ostsee nicht als ein Teil der Weltmeere betrachtet werden. Sie hat eher die Eigenschaften eines großen Binnenmeeres.

Heilklimatische Unterschiede zwischen Nordsee und Ostsee

Es bestehen beträchtliche Differenzen im Salzgehalt und auch in der Wassertemperatur. Im Winter kühlt die Ostsee in den flachen Regionen auf 1 – 2° C ab, im Sommer ist die Wassertemperatur erheblich höher und kann selbst in den nördlichen Regionen an den Küsten noch 12 – 15° C erreichen. Die jährlichen Schwankungen sind erheblich. Deshalb bestehen auch für Kuren andere Voraussetzungen als an der Nordsee. Auf den Nordseeinseln ist es selten hochsommerlich heiß, ganz anders als an der Ostsee. An den Ostseebädern herrschen oft ablandige, starke Winde aus Süd bis Südost, die zu einer unangenehmen Abkühlung des Wassers führen, wenn durch die Windbewegung kaltes Tiefenwasser an die Oberfläche dringt. Unter extremen Bedingungen wurde schon in wenigen Stunden ein Temperaturabfall von 20 auf 8° C gemessen.

Der Salzgehalt und damit auch das spezifische Gewicht des Ostseewassers ist erheblich niedriger als bei der Nordsee. Der Salzgehalt nimmt von Westen (Einflußbereich der Nordsee) nach Osten ab, ebenso von der Tiefe zur Oberfläche hin. Der Salzgehalt des Oberflächenwassers beträgt im Skagerrak ca. 3% (gegenüber der Nordsee mit 3,5%), im nördlichen Teil des Kattegat ca. 2%, im südlichen Teil 1,75%. Im Großen Belt liegt der Salzgehalt bis in Tiefen von 20 Metern bei 1%. Aber wenig tiefer, ungefähr 28 Meter und mehr unter dem Meeresspiegel, fließt eine aus dem Norden kommende Strömung mit einem Salzgehalt von ca. 2,86%. Auf dem Grund in ca. 66 Meter Tiefe wurde ein Salzgehalt von 3,08% gemessen. Wir haben also in der Ostsee das Phänomen eines von Westen nach Osten vordringenden, salzhaltigen Tiefenstroms, der sich in der Höhe von Bornholm allmählich verläuft. Deshalb findet man in der Kieler Bucht im Oberflächenwasser einen Salzgehalt von nur ca. 1,59%, in der Tiefe aber von 2,05%, bei Rügen jeweils 0,93% und 0,98%.

In der Ostsee gibt es Meeresströmungen, die jedoch von den Gezeiten kaum beeinflußt werden, sondern in erster Linie Folgen der Winde und der Windrichtungen sind und sich auch aus dem unterschiedlichen spezifischen Gewicht des Wassers von Nord- und Ostsee in den schmalen Meeresstraßen zwischen beiden ergeben.

Die nördlichen Meeresteile zwischen Finnland und Schweden frieren fast alljährlich bei stärkerem Frost zu. Im Jahre 1294 war das Kattegat so stark zugefroren, daß von Norwegen aus Jütland über das Eis zu erreichen war. 1349 konnte man über das Eis von Stralsund nach Dänemark, 1423 von Lübeck nach Danzig gelangen. 1658 ging die schwedische Armee von Jütland über das Eis der Belte nach Seeland. In den strengen Wintern von 1657 und 1740 konnte man über das Eis der Sunde reisen. Über lange Zeit hinweg wurden danach derart schwere Froste nicht mehr registriert. Die massiven Schneefälle 1981/82 in Schleswig-Holstein und an den Küstengebieten der Nord- und Ostsee, die zu einem totalen Zusammenbruch des Verkehrs und eines Großteils der Stromversorgung führten, sind noch jedem in Erinnerung.

Die Gezeiten können im Kattegat und in den engen Seestraßen zwischen den dänischen Inseln noch regelmäßig wahrgenommen werden. Im nördlichen Teil des Kattegat beträgt die Fluthöhe noch 0,3 Meter, bei Anholt noch 0,15 Meter. In der Kieler Bucht beträgt der Unterschied noch 70 mm, bei Memel nur noch 5 – 7 mm.

Den größten Einfluß auf die Wasserstände haben die Winde. So kommt es besonders im südwestlichen Teil der Ostsee gelegentlich zu gefährlichen Nordoststürmen. Derartige verheerende Sturmfluten ereigneten sich 1625, 1694, 1784 und 1872, wobei im letztgenannten Jahr z. B. das Wasser in Lübeck auf 3,38 Meter über Normalpegel anschwoll und zahlreiche Küstengebiete verwüstete. Die für die Nordsee typischen Winde und Stürme aus West und Nordwest werden im allgemeinen von der Westküste Schleswig-Holsteins und seinen Landflächen abgefangen. Deshalb kann der Segler im Schutz der Ostküste auch bei schlechtem Westwetter entlangsegeln.

An der Küste Südschwedens und im westlichen Teil des Finnischen Meerbusens beobachtet man stärkere Abweichungen des Erdmagnetismus, der Abweichungen der Magnetnadel im Extremfall bis zu + 154° (im Finnischen Meerbusen), bei Bornholm noch von $-4°$ bis $+2°$ gegenüber dem Normalwert verursachen kann.

Die Anzahl an Algen und Seegräsern ist in der Nordsee größer als in der Ostsee. Dort können jedoch zur Zeit der sogenannten „Wasserblüte" mikroskopisch kleine Planktonpflanzen in ungeheuren Mengen auftreten und das Wasser intensiv grün färben. Mit dem Schiff fährt man dann wie durch einen grünen Teppich. Auch die Zahl der Tierarten ist in der Ostsee geringer als in der Nordsee. Die Umweltverschmutzung der Ostsee bringt für einige Regionen bedeutende Probleme mit sich. Wir haben es also im Hinblick auf die heilklimatischen Faktoren an der Ostsee mit ganz anderen Bedingungen wie an der Nordsee, mit ihrem ausgesprochen maritimen Seeklima zu tun. An der Nordsee herrscht ein viel stärkeres Reizklima als an der Ostsee, die als Binnenmeer stärkeren Landeinflüssen unterworfen ist und auch vom gesamten Wetter her zeitweilig mit in die osteuropäischen Wetterzonen einbezogen wird. Die für die Nordsee typische extreme Luftreinheit, die für Allergiker und Asthmakranke so hilfreich ist, finden wir unter Ostseebedingungen nur selten.

Im Kapitel über die Zusammensetzung des Meerwassers habe ich auf die Eigenart hingewiesen, daß die meisten Weltmeere in der prozentualen Zusammensetzung nahezu die gleiche Salz*konzentration* aufweisen. Der Unterschied besteht in erster Linie im *Gesamtgehalt* an Salz. Die Ostsee enthält prozentual die gleichen Salze wie die Nordsee, insgesamt aber ist ihre Gesamtsalzmenge mit ca. 1,5% bei Kiel viel niedriger als in der Nordsee mit ca. 3,5%. Insofern ist auch der aggressive Stoffwechseleffekt auf den Organismus geringer. Aber gerade diese Tatsache kann vielleicht für manche Menschen vorteilhaft sein, die empfindlicher als andere reagieren und bereits auf die geringere Salzwirkung ansprechen. Bei Ärzten gilt deswegen die Faustregel, empfindliche Kranke besser an die Ostsee zu schicken, widerstandsfähige besser an die Nordsee.

Das Klima an der Nordsee ist eher mit der Wirkung einer Hochgebirgsregion vergleichbar. Die am weitesten vorgeschobenen Inseln wie Helgoland und Sylt üben deshalb den stärksten Stoffwechseleffekt aus, während die Inseln der südlichen Nordsee wahrscheinlich für die meisten Besucher auf Grund des wärmeren Klimas, des relativ wärmeren Wassers und der südlicheren Lage das Optimum für eine Kur darstellen.

MEER
UND GESUNDHEIT

Reisen in das nördliche Seeklima

Reisen in den Norden fördern in der Regel den sogenannten „Sympatikotonus“, der mit einer Steigerung des Stoffwechsels, mit Hyperthermie (Zunahme der Wärmeproduktion) und einem Anstieg des Blutdrucks einhergeht (Tab. 12). Im Gegensatz zu Reisen in südliche, warme Gegenden tritt die Erholungsreaktion sehr rasch auf und beginnt mit einem starken Müdigkeitsgefühl, mit großem Schlafbedürfnis und Wärmegefühl bereits nach 2 – 3 Tagen. Viele Menschen beobachten bei sich in den ersten Tagen gesteigerte Nervosität, Herzklopfen und Kopfschmerzen, sie tun gut daran, anfangs ein natürliches Beruhigungsmittel auf pflanzlicher Basis einzunehmen. Andere wiederum klagen über Schlafstörungen in den ersten Tagen. Die Umstellung bei einer Reise aus dem Inneren des Landes in die Zone des reinen Seeklimas wird fast von allen Besuchern bestätigt. Aber sie ist es auch, die so wesentlich zur raschen Erholung beiträgt.

Auf den Bluthochdruckkranken kann dieser einsetzende „Sympatikotonus“, der einer gesteigerten „Streßsituation“ im vegetativen Nervensystem gleichkommt, nachteilige Wirkung ausüben, weil unter Umständen eine zusätzliche, unerwünschte Drucksteigerung eintritt. Ich kenne aber auch Gesunde mit sonst normalem Blutdruck, die in der ersten Phase eindeutig mit überhöhtem Blutdruck und Kopfschmerzen sowie Unruhezuständen reagieren. Ich habe die Erfahrung gemacht, daß sich diese Situationen, die meist typische Anfangserscheinungen darstellen, bei Gesunden wie auch bei Kranken fast immer beherrschen lassen. Wenn man nicht mit leichten Beruhigungsmitteln zurande kommt (Baldrian, Bellergal retard, Hopfen), so bevorzugt man heute die Gabe eines „*β*-Blockers“, dessen Wirkung darin besteht, die übermäßige Reaktion des Sympatikusnervs (der die vegetative Erregung steigert, im Gegensatz zum Vagusnerv, der sie dämpft) zu bremsen. In diesem Fall sollte man einen Badearzt konsultieren. Ich habe gute Erfahrungen mit ein- bis dreimal täglich z. B. *Dociton 10*® gemacht. Innerhalb von ca. 15 Minuten verschwinden die Spannungen. Diese Erfahrung gilt ganz besonders auch für Menschen, die auf durchziehende Tiefdruckgebiete, die die Küsten meist rasch überqueren, mit Unruhe, Kopfschmerzen und Übelkeit reagieren.

Es bleibt jedoch festzustellen, daß die Umstimmung des Organismus in den sympatikotonen Bereich mit die schnellere Erholungswirkung an den Nordmeeren erklärt, den spürbaren Effekt bereits nach 2 – 3 Tagen. Es heißt allgemein, daß bei einer zweiwöchigen Reise zu den nördlichen Meeren der gleiche Erholungswert erreicht wird wie bei einer vierwöchigen Reise in das warme Mittelmeerklima.

Reisen in warme, südliche Seeklimata

Im Gegensatz zu Reisen in kalte nördliche Gefilde, regt das Reisen in ein heißes Klima den „Vagotonus" an. Als Gegenspieler zum erregenden Sympatikusnerv im vegetativen Nervensystem fördert er die Hypothermie (Körperwärmerückgang), die Bradykardie (Plusverlangsamung), die Gefäßerweiterung, die Erregbarkeit von Funktionen des Magen-Darmtraktes. Dies führt gelegentlich zu Übelkeit, zu Durchfällen und Unwohlsein. Besonders bei hoher Luftfeuchtigkeit kann Wärmestau durch gestörte Wärme- und Feuchtigkeitsabgabe der Haut entstehen. Wegen der Neigung der Vagotonie zur Gefäßerweiterung und dem Absinken des Blutdrucks kann der berühmte „Sprung ins Meerwasser" in den ersten Tagen sehr gefährlich werden. Der Erholungseffekt setzt in der Regel erst nach einer Woche ein, die gesamte Erholungszeit an der See dauert meist wesentlich länger als in den nördlichen Gefilden.

Unzweifelhaft ist das Wetter im Norden schlechter als etwa im Mittelmeerraum. Aber das aggressive Klima, die kalte, saubere, salz- und jodhaltige Luft haben einen nicht zu übertreffenden Erholungswert. Dies gilt auch für die Wintermonate.

Reisen auf den Längengraden mit und entgegen der Erdumdrehung

Der menschliche Organismus verträgt Reisen nach Norden oder Süden auf dem gleichen Längengrad wesentlich besser als Abweichungen nach Ost oder West um mehrere Grade. Insoweit stellt eine Reise an Nord- und Ostsee keine zusätzliche Belastung dar.

Eine große Rolle spielt jedoch das Reisen mit der Erdumdrehung nach Osten hin, etwa nach Japan, oder gegen die Erdumdrehung nach Westen. Die Reise mit der Erdumdrehung von West nach Ost ist ungleich weniger strapaziös als gegen die Erdumdrehung.

Bei Urlaubsreisen sollte man deshalb diesen Gesichtspunkt mit berücksichtigen. Ein bekanntes Beispiel ist bei vielen Menschen die starke Abgeschlagenheit während der ersten Woche bei einer Reise gegen die Erdumdrehung z. B. auf die Kanarischen Inseln, wo sich diese Bewegung nach Westen schon bemerkbar macht.

In welchen Monaten finden wir an der Nordsee die ausgeglichensten klimatischen Bedingungen?

Es gibt einige Gesetzmäßigkeiten im Wetter und Klima der Nordseeinseln (Abb. 11). Ende Dezember und Januar, meist mit Westwind und oft mit schweren Orkanen, gelten als Hoch- und Spätwinter. Die Bewölkung nimmt von Januar bis Mitte Mai fast gleichmäßig ab. Meist bleibt der ganze Monat Juni fast wolkenfrei, bis gegen Monatsende die Bewölkung wieder langsam ansteigt. Der Nordseekenner weiß deshalb, daß die schönste und beständigste Zeit an der See im Mai und Juni liegt, mit meist tiefblauem Himmel und zauberhaftem Wetter, während der Monat August oft Wetterstörungen bringen kann. Auch im September beobachtet man gegen Monatsmitte nochmals einen typischen Bewölkungsrückgang. Ab Ende Juni pflegen vor allem die Niederschläge wieder zuzunehmen. Im März stellt sich mit dem Bewölkungsrückgang meist ein Hochdruckgebiet mit Schönwetter ein, welches sich bis Mitte Mai weiter durchsetzt, unterbrochen von Störungen im April. Die folgende Zeit weist eine hohe Strahleneinwirkung auf. Sie sollte viel intensiver für Kuren und Erholungsaufenthalte genutzt werden, denn das Wasser erreicht oft bereits Anfang Juni 15° C und ermöglicht die gesunden, aktivierenden, kurzen und kalten Seebäder.

In diesen herrlichen Vorsommer (Mai – Juni) schleicht sich jedoch bald eine weitere Gesetzmäßigkeit des Klimas ein. Das Festland erhitzt sich von Mitte Juni bis Ende August ungleich stärker als das Wasser, so daß große Gegensätze entstehen, die sich in der Entwicklung von monsunartigen Wetterlagen mit kurzen, heftigen Regenfällen äußern. Von der See her weht meist der sommerliche Westwind, im Wechsel mit Gegenwinden vom Festland. Von Vorteil ist, daß der Regen auf den Inseln und an der Küste meist nur kurz andauert und oft nachts fällt.

Verbunden mit der Entwicklung von verschiedenen Wetterfronten, z. B. über Südosteuropa, stellt sich dann an der Nordsee meist Anfang September der Spätsommer mit warmen Herbsttagen und geringer Niederschlagsneigung und Bewölkung ein, der in der Regel ein zweites Schönwetter-Maximum Ende September und in den ersten Oktobertagen erlebt. Ab Mitte oder Ende Oktober tritt der große Umschwung im zyklischen Wettergeschehen ein. Es folgt eine Zeit schwerer Stürme und Sturmfluten, 1980/81 im extremen Fall sogar schon frühzeitig mit Schneefällen verbunden, die sonst zu den Raritäten auf den Inseln gehören. Mitte November ist oft durch die Entwicklung eines Hochdruckgebietes gekennzeichnet. Ihm folgt dann eine typische Wetterlage mit wärmerer Luft und Westwind bis in den Dezember hinein, solange das Wasser noch relativ warm ist.

In der Regel friert die Nordsee im Gegensatz zur Ostsee nicht zu. Aber in strengen Wintern kann es zu Eisschollenbildung kommen, so daß für den Fährbetrieb auf die Inseln Eisbrecher eingesetzt werden müssen.

Die oben aufgezeigten Wetterregeln haben in Jahrzehnten eine gewisse Gesetzmäßigkeit gezeigt. Der Wetterablauf kann natürlich zum Teil völlig davon abweichen, wie dies in den letzten 10 Jahren mehrfach der Fall war. Auch wissen wir nicht genau, ob sich unser Klima zur Zeit nicht durch Störungen des ökologischen Gleichgewichts ändert.

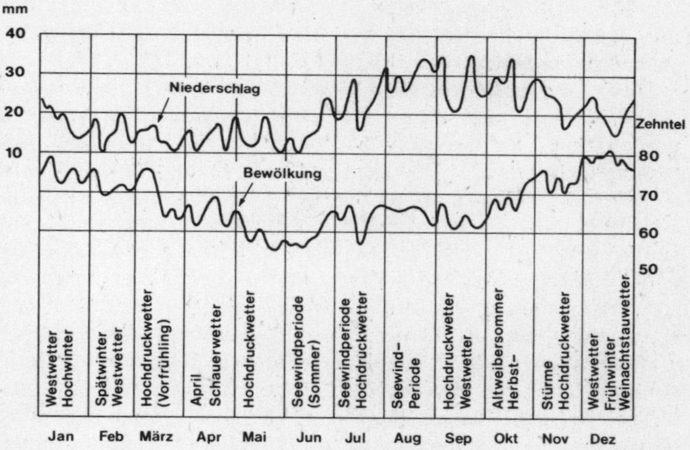

Abb. 11 zeigt (nach W. Leistner) typische Jahresrhythmen an der Nordsee im Hinblick auf Bewölkung und Niederschlag (in Wyk auf Föhr auf Grund 50jähriger Beobachtungszeit ermittelt). Die niedrigste Wassertemperatur besteht Ende Februar und Anfang März. Die eigentlichen Wintermonate an der See sind Januar und Februar. April bis Mitte Juni sind meist die schönsten, störungsfreisten Monate auf den Nordseeinseln, mit tiefblauem Himmel und geringem Niederschlag. Ab Ende Juni bis Ende August gibt es die meisten Niederschläge und die unzuverlässigsten Wetterlagen. Anfang September und Ende September/Anfang Oktober tritt noch einmal eine warme, meist schöne Herbstwetterperiode ein. (Abb. aus Haeberlin und Goeters, Grundlagen der Meeresheilkunde, Stuttgart, 1954).

Meeresklima und Reaktionen des vegetativen Nervensystems

Die Heilwirkung von Meeresklima und -wasser ist nicht ohne die Reaktion unseres sogenannten „vegetativen Nervensystems“ zu verstehen.

Unser Nervensystem wird bekanntlich in ein animales und ein vegetatives (autonomes) Nervensystem eingeteilt. Während das animale Nervensystem mit bewußten Empfindungen der Möglichkeit gezielter Bewegungen dient (z. B. Bewegung von Armen und Beinen), ist das „vegetative“ Nervensystem nicht dem Willen unterworfen. Es steuert die rein vegetativen Organfunktionen z. B. des Herzmuskels, der Drüsen, der Eingeweide nebst Verdauung sowie die Organe des Stoffwechsels. Insbesondere können psychische Zustände wie Angst, Freude, Trauer, Schmerz, Erschrecken etc. das „Vegetativum“ erheblich beeinflussen und dadurch den Herzschlag, die Hautdurchblutung (Blässe, Erröten), den Blutdruck und anderes beeinflussen. Umgekehrt geht jedoch auch jede Anregung oder Beruhigung des vegetativen Nervensystems mit erheblichen Veränderungen von psychischen Empfindungen einher. Das Wohlbefinden oder das Erholungsgefühl hängen damit eng zusammen.

Innerhalb des vegetativen Nervensystems haben wir es mit zwei maßgebenden Nerven zu tun, dem Sympatikus-Nerv, der in der Regel als der erregende, aktivierende Nervenstrang angesehen wird, und dem Vagus-Nerv, dem Gegenspieler des Sympatikus, der ihn bremst und beruhigt.

Allerdings gilt diese Regel nicht in allen Organgebieten. Ausnahmen bestätigen sozusagen die Regel. So wird z. B. die Magenregion fast ganz vom Vagusnerv beherrscht. Er führt bei Übererregung zum Gefühl von Unwohlsein und zu Erbrechen. Er ist dort alleine für die Magensäureproduktion verantwortlich, während der Sympatikusnerv nur die Magenschleimmenge regelt. Auch im Darmbereich steuert fast allein der Vagusnerv die Erregbarkeit und Beweglichkeit der Darmschlingen, so daß Aufregungen, die auf Magen und Darm „schlagen“, vorwiegend Folgen einer Vagusüberreizung sind.

Für die Heilwirkung des Meeres in den nördlicheren Regionen unseres Landes ist dies von erheblicher Bedeutung, denn das Meeresklima und -wasser üben eine starke Wirkung auf das

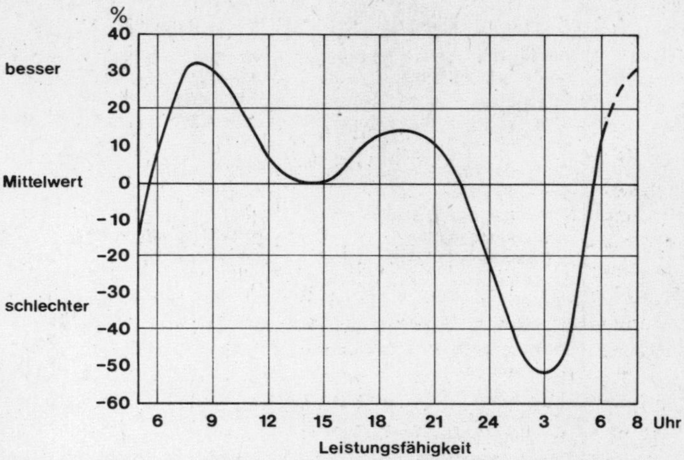

Abb. 12: zeigt den Verlauf des Tag- und Nachtrhythmus im vegetativen Nervensystem des Menschen. Der obere Scheitel der Kurve bezeichnet den Punkt der höchsten Leistungsfähigkeit, der tiefste Punkt denjenigen der tiefsten Erschöpfung.

„vegetative" Nervensystem aus, an der Nordsee mehr als an der Ostsee. Vor allem bewirkt es eine Zunahme der Erregbarkeit des Sympatikusnerven.

Deswegen kann Menschen, die zur „vegetativen Dystonie" bzw. zur „Vagotonie" neigen, ein Aufenthalt an der Nord- oder Ostsee eine so hervorragende Besserung bringen, während der Aufenthalt im warmen, südlichen Mittelmeerklima, das die Erregbarkeit des Vagusnervs erhöht, die Leiden der Vagotoniker noch verstärkt.

Zu diesem vegetativen Regulationsmechanismus gehört auch die Tatsache, daß es einen sogenannten Tag-Nacht-Rhythmus gibt, der in Abb. 12 dargestellt ist und für die meisten Menschen zutreffen dürfte. Die Kurve demonstriert Anstieg und Abfall der Leistungsfähigkeit des Menschen. Danach besteht die größte Leistungsfähigkeit gegen 9 Uhr vormittags, die schwächste Phase gegen 3 Uhr nachts.

	Sympatikus	Parasympatikus (= Vagus)
Herz	Anstieg des Herzminutenvolums Förderung der Schlagfolge, der Erregungsleitung, der Kontraktionsleistung und der Erregbarkeit	Abfall des Herzminutenvolums Hemmung der Schlagfolge, der Erregungsleitung, der Kontraktionsleistung und der Erregbarkeit
Gefäßsystem	Durchblutungssteigerung der arbeitenden Muskulatur Durchblutungsdrosselung der Verdauungsorgane Steigerung der Durchblutung der Koronar- und Pulmonalarterie Herabsetzung der Durchblutung der Haut und Schleimhäute	Durchblutungsdrosselung der Muskulatur Durchblutungssteigerung der Verdauungsorgane Herabsetzung der Durchblutung der Koronar- u. Pulmonalarterie Steigerung der Durchblutung der Haut- und Schleimhäute
Atmung	Steigerung der Erregbarkeit des Atemzentrums Anstieg des Atemvolums Erhöhung der Durchblutung und des Blutgehaltes der Lunge Erweiterung der Bronchien	Herabsetzung der Erregbarkeit des Atemzentrums Abfall des Atemvolums Herabsetzung der Durchblutung und des Blutgehaltes der Lunge Verengung der Bronchien
Stoffwechsel	Energieentladung Abbau Anstieg des Gesamtstoffwechsels Anstieg der Körperwärme Vermehrter Eiweißzerfall Azidotische Tendenz Anstieg des Blutzuckers Abfall des K/Ca-Quotienten	Energieeinsparung, Erholung Aufbau Abfall des Gesamtstoffwechsels Abfall der Körperwärme Geringer Eiweißzerfall Alkalotische Tendenz Abfall des Blutzuckers Anstieg des K/Ca-Quotienten
Blut	Entspeicherung der Blutdepots Vermehrung der Erythrozyten Myeloische Tendenz des weißen Blutbildes Abfall der Eosinophilen	Speicherung in Blutdepots Verringerung der Erythrozyten Lymphatische Tendenz des weißen Blutbildes Anstieg der Eosinophilen
Magen-Darm-Kanal	Erschlaffung des Ösophagus Kardia geschlossen Magen: Tonusminderung und Hemmung der Peristaltik, Pylorus geschlossen, Hemmung der Fundusdrüsensekretion Dünn- und Dickdarm: Tonusminderung und Hemmung der Peristaltik	Kontraktion des Ösophagus Öffnung der Kardia Magen: Tonussteigerung und Anregung der Peristaltik, Öffnung des Pylorus, Anregung der Fundusdrüsensekretion Dünn- und Dickdarm: Tonussteigerung und Anregung der Peristaltik
Pankreas	Hemmung der Insulinsekretion Hemmung der äußeren Sekretion	Anregung der Insulinsekretion Anregung der äußeren Sekretion
Nebennieren	Anregung der Adrenalinsekretion	Hemmung der Adrenalinsekretion
Schilddrüse	Anregung der Sekretion	Hemmung der Sekretion

	Sympatikus	Parasympatikus (= Vagus)
Schweiß-drüsen	„Kalter“ klebriger Schweiß	„Warmer“ dünnflüssiger Schweiß
Speichel-drüsen	Herabsetzung des Speichel-flusses	Vermehrung des Speichelflusses
Auge	Pupillenerweiterung Lidspaltenvergrößerung bis Ex-ophthalmus	Pupillenverengung Lidspaltenverengung, Enoph-thalmus
Harn-blase	Urinretention, Hemmung des Detrusors, Erregung des Sphinkters	Urinentleerung, Anregung des Detrusors, Erschlaffung des Sphinkters
Genitalien	Vasokonstriktion	Vasodilatation und Erektion

Tab. 12 zeigt die Wirkungen der beiden komplementären Nerven des vegetativen Nervensystems, des „Sympatikus“ und des „Parasympatikus“ oder „Vagus“ (Abb. aus F. Hoff, Lehrbuch der Pathophysiologie, Stuttgart).

Bei Reisen, die mit Zeitverschiebungen verbunden sind, gerät dieser Rhythmus in Unordnung, und es bedarf einer gewissen Zeit der Anpassung. Die Leistungsfähigkeit ist solange herabgesetzt. Eine Zeitverschiebung von zwei bis zweieinhalb Stunden kann der Mensch erst nach 24 Stunden überbrücken. Eine Zeitverschiebung von 5 Stunden, etwa bei einem Flug von Frankfurt nach New York, kann er frühestens nach 2½ Tagen ausgleichen, wenn sich die vegetative „Uhr“ wieder einreguliert. Je nachdem, wie empfindlich Menschen vegetativ sind, können die Störungen länger und intensiver anhalten.

Da Meeresklima an sich schon einen sehr starken Reiz auf das vegetative Nervensystem und seinen Rhythmus ausübt, summieren sich bei manchen Reisen gleich zwei Faktoren, die Zeitverschiebung und das Meeresklima, die beide das Gesundheitsempfinden beeinträchtigen.

Das Meerwasserbad

Die Wassertemperatur nimmt von der offenen See zu den Küsten hin zu. Das wärmste Wasser findet man mit steigender Flut auf während der Ebbe durch die Sonne angewärmten Stränden, die die gespeicherte Hitze an das Wasser abgeben.

Das Seebad übt einen unspezifischen Reiz vor allem auf den Kreislauf aus, mit Anstieg des Blutdrucks beim Ungeübten, weniger beim Geübten. Der Reiz auf das vegetative Nervensystem ist beachtlich. Durch die Kälte des Wassers kommt es oft zur Pulsverlangsamung. Sie ist in der Regel ungefährlich. Der Energiestoffwechsel steigert sich um 6 – 7% innerhalb einer ca. achtwöchigen Anpassung. Hierdurch ist ein günstiger Effekt bei geplanter Abmagerungskur zu erwarten. Auf Grund des hohen Salzgehaltes der Nordsee ist das Gefühl der Schwerelosigkeit im Wasser deutlich spürbar, was sich in Verbindung mit krankengymnastischen Übungen z. B. bei Leiden an den Gelenken und der Wirbelsäule erleichternd auswirken kann. Auch der hydrostatische Effekt auf den Bauchraum mit seinen Organen und auf die Lunge ist von Bedeutung (näheres im folgenden Kapitel).

Im allgemeinen werden jedoch an der See möglichst Wellenbäder bevorzugt, bei denen man sich dem Wasser nur kurzfristig aussetzt. Der Kurwert ist genauso hoch wie bei dauerhaftem Schwimmen. Besonders magere Leute können sich bei zu langem Wasseraufenthalt leicht eine Unterkühlung holen, weil die Wärmeabgabe durch die Haut an das Wasser 25mal stärker ist als an die Luft. Die Kerntemperatur wird möglicherweise so stark unterkühlt, daß Lebensgefahr besteht. Selbst in Sommermonaten sind infolge von Unkenntnis dieser Gefahr schon manche jungen Schwimmer, die zu lange gebadet haben, ertrunken oder sogar erst 10 bis 20 Minuten nach dem Bad der Unterkühlung erlegen. Bekanntlich dauert die Wirkung der eigentlichen Unterkühlung über das Bad hinaus an und erreicht erst nach 20 Minuten ihren Höhepunkt.

1914 ertranken 89% der Marinesoldaten des deutschen Panzerkreuzers „Scharnhorst" bei den Kämpfen vor den Falklandinseln im Südatlantik infolge von Unterkühlung, nachdem das Schiff gesunken war. Das gleiche Schicksal erlitten Hunderte von Argentiniern beim Untergang des Schlachtschiffes „Belgrano“ 1982, ebenfalls vor den Falklandinseln, in den Kämpfen mit englischen Einheiten. 1944 ertranken fast alle Marinesoldaten des deutschen Schlachtschiffes „Bismarck“ wegen Unterkühlung.

Bei 15° C Wassertemperatur wird während einer Stunde Wasseraufenthalts die Kerntemperatur um ca. 2° C gesenkt und die Wärmeproduktion um das fünffache angeheizt. In der Nordsee ertrank vor einigen Jahren im August der Skipper einer Yacht an Unterkühlung, weil seine Frau den ins Wasser gestürzten Mann nicht alleine an Bord heben konnte und ihn, im Wasser am Schiff hängend, noch ca. 3 Stunden in den nächsten Hafen schleppen mußte. Bei relativ großer Stabilität gegen Wärmeverluste des Körpers in der Luft, etwa durch Winde beim Sonnenbaden, sind Wärmeverluste durch Wasser über die

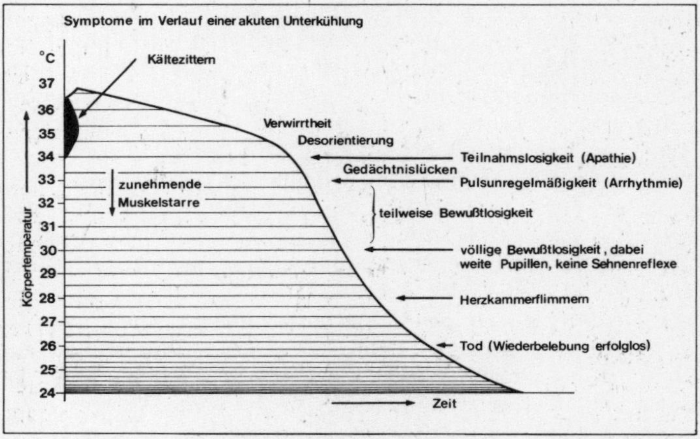

Abb. 13 zeigt, bei welchen Unterkühlungstemperaturen Körperschäden auftreten. Die ersten Unterkühlungseffekte stellen sich unter 20° C Wassertemperatur ein. Die möglichen Überlebenszeiten betragen bei +15° C Wassertemperatur bis zu 12 Stunden, bei +10° C bis zu 5 Stunden, bei +5° C höchstens 1–2 Stunden. Diese Grenzwerte werden nur selten überschritten. Ein Ausnahmefall ist der nach dem Untergang des deutschen U-Bootes „Hai“ (14. 9. 1966) gerettete Obermaat Peter Silbernagel, der bei einer Wassertemperatur von etwa 15° C fast 13 Stunden lang in der Nordsee getrieben hatte. (Abb. aus Mat. med. Akta 26/1974, modifiziert nach F. St. C. Golden).

Haut 25mal stärker. Wohlbeleibte Menschen haben einen geringeren Wärmeverlust als magere, meist sportliche Typen. Die Nordsee erreicht in der Regel auch im Juli und August nur Temperaturen um 17° – 19° C.

Die Wärmeverluste können vom Menschen nur bei Wassertemperaturen oberhalb von 20° C über eine gewisse Zeit richtig ausgeglichen werden, darunter führen sie stets, in Abhängigkeit von der Badedauer, zu Unterkühlung und gefährden unter Umständen das Leben. Im Gegensatz zum Menschen verträgt etwa der Polarbär Temperaturen bis – 10° C, der Eskimohund bis – 20° C und der Polarfuchs bis zu – 40° C Kälte.

Ich möchte nicht unerwähnt lassen, daß sich alle Fachleute darüber im klaren sind, daß bei Unterkühlung eine sofortige Wiederaufwärmung in einem heißen Bad erforderlich ist. Uneinigkeit besteht nur über die Einzelheiten dieser Methode.

Das erste Problem dabei ist, daß es in den Haushalten keine Fieberthermometer gibt, die unterhalb von 35° C anzeigen. Die gefährlich gesenkten Kerntemperaturen liegen jedoch unter diesem Wert! Also muß man sich ein Frühgeborenenthermometer besorgen (Kinderklinik). Im Zweifelsfall sollte man ansonsten lieber sehr vorsichtig und langsam ein Bad bei ansteigenden Temperaturen von 37° bis 38° oder 40° C geben. Ausschlaggebend ist der Schweregrad des Zustandes des Betroffenen.

Heute vertritt man die Meinung, daß eine solche Behandlung erst bei Körpertemperaturen unter 36° C notwendig ist und sich über diesem Wert die Wärme durch eigenen Stoffwechsel im Organismus wieder selbst bildet.

Ich empfehle stets bei Verdacht auf Unterkühlung nach einem normalen Seebad notfalls ein warmes Wannenbad mit langsam ansteigender Wärme, beginnend mit 37° bis 39° C. Es ist wichtig zu wissen, daß man auf diesem Wege Wärme wieder zuführen kann, warme Kleidung allein reicht nicht aus.

Goethe und Zorn führen zu diesem Thema aus (Materia Medica, Nordmark 33, 1981):

„Die Wiedererwärmung birgt aber zwei Gefahren:

1. die reaktive Erweiterung der peripheren Blutgefäße mit Einströmen kalten Blutes in den Körperkern
   und
2. die Entgleisung des Stoffwechsels.

Außerdem besteht bei Anwendung von Wasser, das wärmer als 40° C ist, die Gefahr von Hautschädigungen.

Durch die rasche Wiedererwärmung der vom Kreislauf als Schutzreflex des Körpers abgeschalteten Peripherie kommt es zur reaktiven Erweiterung der Blutgefäße in der unterkühlten Peripherie und damit zum Einströmen sehr kalten Blutes in den relativ warmen Körperkern. Durch diesen Mechanismus, der auch als „afterdrop" bekannt ist, werden höchstwahrscheinlich die sog. Bergungstodesfälle, d. h. der immer wieder zu beobachtende Tod nach der Rettung, verursacht.

Die Gefahr des Kammerflimmerns steigt mit jedem Grad des Absinkens der Körperkerntemperatur. Durch plötzliches Einströmen des sehr kalten Blutes beim „afterdrop" in den noch etwas wärmeren Körperkern kann leicht Kammerflimmern ausgelöst werden, das bei fehlenden Behandlungsmöglichkeiten (Defibrillator) nach der Bergung und bei Beginn der Wiedererwärmung den Tod herbeiführt.

Die Gefahren der schnellen Wiedererwärmung können vermieden werden durch die „Central Body Rewarming Method" (CBRW), die mittels Einatmung erwärmter und befeuchteter Luft oder Sauerstoff durchgeführt wird. Leider ist aber dabei die zugeführte Wärmemenge gering, und man erreicht daher nur einen maximalen Kerntemperaturanstieg von etwa 1° C pro Stunde. Bei leichteren Unterkühlungen kann ein weiterer Abfall der Körpertemperatur durch Wärmepackungen vermieden werden. Die Wiedererwärmung wird dabei der eigenen Stoffwechselaktivität überlassen.

Die Empfehlungen bezüglich der Vorbeugung von Unterkühlungen betreffen Präventivmaßnahmen vor und während der Kälteexposition. Nach der Rettung eines Unterkühlten muß sofort die weitere Abkühlung vermieden werden. Nach Feststellung der Körperkerntemperatur sollte eine vorsichtige aktive Wiedererwärmung mit langsam ansteigenden Wassertemperaturen von 30° – 38° C, evtl. bis 39° C, herbeigeführt werden. Bei tief Hypothermen (Kerntemperatur unter 30° C) wird eine Brust-Wärmepackung, falls möglich, die Anwendung der CBRW-Methode, empfohlen. In der Klinik (Anästhesieabteilung) kommen außerdem Infusionen von etwa 40° C und CBRW zur Anwendung.

Eine stationäre Nachbehandlung und Kontrolle von mindestens 1 – 2 Tagen ist notwendig.

Aufgrund der Gefahren durch rasche Wiedererwärmung, besonders bei Unterkühlten mit Bewußtseinsstörungen (unter

30° C), wird heute die passive Wiedererwärmung erneut zur Diskussion gestellt. Eingehüllt in Decken oder eine wärmeisolierte Schlafdecke, um eine Oberflächenwiedererwärmung durch die Umgebungsluft herbeizuführen und weiteren Wärmeverlust des Körpers zu verhindern, überläßt man die Wiedererwärmung ganz der eigenen Stoffwechselaktivität. Low schätzt aufgrund der Erkenntnisse einer Tagung in den USA im Januar 1980, daß bis zu 30% der Experten dieser Methode zuneigen.

Empfehlungen für Notfälle z. B. bei Schiffsuntergängen oder Abtreiben mit den Gezeitenströmen im Meer:

1. Präventive Maßnahmen
Vor unvermeidbarer Kaltwasserexposition (Schiffbruch etc): Warm anziehen mit möglichst vielen Kleidungsstücken, um die Kaltwasserzirkulation um den Körper herum herabzusetzen. Möglichst große Mengen warmer Flüssigkeiten trinken (Wärmereservoir).

2. Verhalten im kalten Wasser
Nicht schwimmen, es sei denn, ein Boot ist in unmittelbarer Nähe. Den Wärmeabstrom von der Körperoberfläche durch ruhige Körperlage im Wasser möglichst gering halten (wenig bewegen!).

Mit anderen Schiffbrüchigen eng zusammenbleiben, sich möglichst in Gruppen zu dreien in Tuchfühlung vertikal im Wasser umarmen. (Heat Exchange Limitation Position = HELP). Hierdurch wird der Wärmeabstrom der Körperoberflächen wesentlich verringert!

Falls man allein im Wasser ist, Beine anziehen, Arme verschränken, Wirbelsäule krümmen, um die Gesamtkörperoberfläche und damit den Wärmeabstrom zu verringern (Foetenhaltung, Hockstellung als HELP).

(Die beiden letztgenannten Maßnahmen lassen sich bei Seegang kaum oder gar nicht durchführen.)

3. Erste Maßnahmen nach der Rettung eines Unterkühlten
Hauptgesichtspunkt: Kälteexposition möglichst rasch unterbrechen, um weitere Abkühlung zu verhindern! Dabei sind die Einzelmaßnahmen von den Gegebenheiten abhängig.

Unterkühlte möglichst in horizontaler Position transportieren. Nie allein gehen lassen! Nicht unnötig bewegen oder umlagern!

Bei Notwendigkeit eines längeren Transportes entsprechende Vorbereitungen treffen. Viele Decken (evtl. Alu-Folien) und Kleidung bereithalten, um weitere Abkühlung zu verhindern. Wärmepackung nach Hibler (warmes Wasser aus Thermosflaschen o. ä. in Wärmflasche, Glasflasche oder anderes Gefäß auf die Brust, möglichst direkt auf den Körper).

Wenn möglich, in trockener Kleidung bzw. in Decken in warme Umgebung (geschlossenen Raum) bringen.

Körpertemperatur, d. h. Rektaltemperatur feststellen (Neugeborenenthermometer, Badethermometer, Laborthermometer oder elektrisches Kleinthermometer mit Rektalfühler).

Bei Kerntemperaturen um und oberhalb 30° C und bei Bewußtsein aktive Wiedererwärmung beginnen durch Wannenbad bzw. Übergießen mit warmem Wasser (nicht unter eine Brause stellen!).

Empfehlenswerte Temperatur: Beginn mit 30° C Wassertemperatur, langsam ansteigend innerhalb 15 Minuten auf 37° bis 38° C, weitere vorsichtige Steigerung gegebenenfalls bis 39° C (Achtung, die Wassertemperatur sinkt durch die kalte Körpermasse gewöhnlich rasch ab!).

Vorsicht: Verbrennungsgefahr der unterkühlten und kaum durchbluteten Haut, bereits beim Übergießen mit warmem Wasser!

Regelmäßige Beobachtung, möglichst Registrierung der Körperkerntemperatur.

Besonders Beachtung der Herzkreislauffunktion. Gefahr des Kammerflimmerns und Schocks.

Beendigung der Wiederaufwärmung, wenn die Körpertemperatur etwa 35° C hat (die restliche Wiedererwärmung bis zum Erreichen der Normaltemperatur erfolgt im Körper selbst durch Erhöhung der Stoffwechselleistung).

Lichtbogen weniger geeignet wegen Verbrennungsgefahr.

Empfehlenswert: Überkörperwarme Infusionen von etwa 40° bis 45° C (u. a. mit Glucose). Hierdurch ist eine relativ rasche zentrale Wiedererwärmung möglich!

Ständige Überwachung von Herz und Kreislauf.

Wenn möglich, Sauerstoffinsufflation, da erhöhter Sauerstoffbedarf besteht.

4. Nachbehandlung
Nicht zu früh entlassen, auch bei klarem Bewußtsein und normaler Körpertemperatur plötzlicher, zumeist kardial bedingter Exitus (Herztod) möglich!

Mindestens 24stündige oder besser 48stündige stationäre Beobachtung nach Erreichen der Normaltemperatur.“

Andere Maßnahmen wie das Trinken von Schnäpsen helfen nicht, sondern sind im Gegenteil lebensgefährlich, weil sie das Nervenzentrum lähmen und den Zusammenbruch fördern. Anders ist das natürlich bei einem ungefährlichen Frösteln an kalten Tagen. Aber auch die berühmte Tasse heißen Tees bringt nicht viel. Blutsteigernde Medikamente können den Wärmeverlust nicht ersetzen und den Kreislaufkollaps nicht beheben.

Kaltes oder warmes Meerwasserbad: was ist gesünder?

Das kalte Meerwasserbad

Kein Neuling aus dem Landesinneren sollte am ersten und möglichst auch nicht am zweiten Tag nach der Ankunft ein ausgiebiges Seebad nehmen. Diese Empfehlung gilt vor allem für Menschen mittleren und fortgeschrittenen Alters. Der sofort einsetzende indirekte Streß durch den Klimawechsel, die Seeluft usw. wirken in den ersten zwei bis drei Tagen so stark (Höhepunkt am dritten Tag), daß neben Unverträglichkeitserscheinungen gelegentlich auch schon Todesfälle infolge Herzinfarkt aufgetreten sind. Der Vernünftige geht das Baden langsam und vorsichtig an. Prinzipiell beginnt man mit kurzen Badezeiten, die langsam gesteigert werden. Der Körper reagiert auf den Kältereiz mit Auskühlung und einer Reizbeantwortung durch Haut und Schleimhäute sowie den gesamten Organismus. Die Reaktion ist um so stärker, je nachhaltiger die Abkühlung einsetzt. Naturgemäß reagiert der magere Mensch stärker als derjenige mit einem schützenden Fettpolster. Die Kerntemperatur steigt im Körper zunächst an und fällt dann wieder ab. Unter einer richtigen Dosierung verstehen wir beim kalten Seebad, daß es nicht zur Unterkühlung mit gefahrvollem Absinken der Kerntemperaturen im Körper kommt. Bis zu zwei Stunden nach einem kalten Bad liegt die Kerntemperatur noch unter dem Ausgangswert.

Vor dem kalten Seebad sollte der Körper unbedingt warm sein. Die Abhärtung durch kalte Seebäder kann durch keine andere Bademaßnahme (insbesondere keine warmen Bäder) erreicht werden. Auf dem Festland, vor allem in den Ballungsräumen der Großstädte, deren Luft verschmutzt ist, besteht eine „Verweichlichung“ des Haut- und Schleimhautsystems. Die Abwehrreaktion der Schleimhäute auf Erkältungen, Katarrhe der Luftwege und auf Infekte ist zu gering, besonders wenn z. B. bei Jugendlichen eine Veranlagung zur Infektanfälligkeit besteht. Den Ärzten ist bekannt, daß sie solchen Kindern durch eine möglichst sechswöchige Klimakur in den Schulferien auf einer der Nordseeinseln nicht nur momentane Heilung von ihrem Leiden, sondern Abhärtung und danach mehrmonatige Gesundheit und Abwehrfähigkeit verschaffen können.

Hierbei wirken sich natürlich alle Faktoren des Klimas gemeinsam aus. Die Maßnahmen sind nur sinnvoll, wenn die Kur systematisch aufgebaut wird. Man beginne stets vorsichtig und bade nie am ersten Tag. Dann folgt ein Bespritzen mit kaltem Wasser, eventuell ein kurzes Untertauchen, am nächsten Tag ein kurzes Seebad, das allmählich auf bis zu 5 Minuten und im trainierten Zustand auf bis zu 30 Minuten ausgedehnt wird. Jeder Kurgast kennt das Gefühl, daß man am Anfang die Kälte des Wassers unangenehm spürt, sich dann rasch eingewöhnt und selbst im kalten Wasser wohl fühlt. Aber wenn man zu frieren und zu zittern beginnt, blaue Lippen und gefühllose Hände bekommt, sollte man das Bad abbrechen. Das Absinken der Hauttemperatur ist gut, das zu starke Absinken der Kerntemperatur aber ist unerwünscht. Je mehr man sich trainiert, desto geübter reagiert der Körper auf den Kältereiz mit rascher Wärmebildung. Es gibt Inselbewohner, die das ganze Jahr über auch im Winter baden und behaupten, daß ihnen Infektionskrankheiten der Luftwege ebenso fremd wären wie Grippe.

Menger (Norderney) empfiehlt für ältere Menschen ab ca. 60 Jahren und für Kinder bis zu 6 Jahren, die untrainiert sind, folgendes Schema:

1. Tag: Spaziergang auf der Insel,
2. Tag: Spaziergang am Strand,
3. Tag: Luftbad am Strand,
4. Tag: bis zu den Knien ins Wasser,
5. Tag: im Wasser Körper naß machen,
6. Tag: einmal untertauchen,
7. Tag: kurzes Seebad.

Dies gilt für die ost- und nordfriesischen Inseln, wo der Klimareiz besonders intensiv ist.

Wie gefährlich zu langes Baden im kalten Meerwasser selbst im August an der Nordsee sein kann, möchte ich an folgendem tragischen Fall schildern, den ich selbst erlebt habe. Zwei junge Mädchen, etwa 13 Jahre alt, spielten ca. 1½ Stunden bis zu den Hüften, mal untertauchend, mal springend, im Wasser. Das Wetter war gut (blauer Himmel, kalter Ostwind). Die Wassertemperatur betrug ca. 17° C. Obwohl einige Feriengäste die Kinder mahnten, wollten sie nicht aus dem Wasser. Plötzlich war ein Kind verschwunden. Zu Hilfe eilende Feriengäste konnten es im relativ flachen Wasser nur noch ertrunken auffinden. Alle Wiederbelebungsversuche blieben erfolglos. Infolge von Unterkühlung und Absinken der Kerntemperatur hat es das Bewußtsein verloren und ist dann ertrunken.

Das warme Meerwasserbad

Viele Ärzte neigen zu der Meinung, daß die Gewöhnung an Wärme, sei es an eine zu warme Raumtemperatur oder an das warme Seebad, die Abwehrkräfte des Körpers mindert und sogar zur „Verweichlichung“ führt. Deswegen hätten Hallenbäder und Schwimmbecken mit Temperaturen um 23° – 24° C im Vergleich zu den kalten Seebädern keinen Nutzen. Besonders die noch wärmeren Schwimmbecken mit 26° C würden die Infektanfälligkeit eher steigern. Im Prinzip gilt sicher, daß kalte Seebäder mit ihrem Abhärtungseffekt, der Förderung der Durchblutung und des Stoffwechsels durch nichts zu ersetzen sind.

Nun gibt es aber doch eine ganze Reihe von Ausnahmen und zusätzlichen Gesichtspunkten. Nicht jedem Urlauber ist aus Zeitgründen eine längere Anlaufzeit für kalte Bäder, besonders im Winter, möglich. Bei einem Kurzurlaub von 3 – 7 Tagen kann Schwimmen im 23° C warmen Meerwasserbecken einen guten Erholungseffekt bringen. Bei der Diskussion über Kälte und Wärme scheint mir die Frage zu wenig berücksichtigt, daß die Einwirkung des warmen, salzigen Meerwassers einen gewaltigen Effekt auf die Hautdurchblutung hat, die mit einem warmen Süßwasserbad nicht zu vergleichen ist. Die Wirkung kann man, nach zu langem Bad, bei untrainierten Personen beobachten, die mit Kreislaufstörungen reagieren. Die meisten Schwimmer berichten nach einem warmen Seebad von 20 – 30 Minuten über starke Müdigkeit und erhöhte Hautdurchblutung, sie pflegen dann die Bettruhe. Besondere Bedeutung bekommen die warmen Bäder, insbesondere heiße Wannenbäder, bei bestimmten Krankheiten wie Rheuma, Ischias, bestimmten Nervenerkrankungen (Neuritiden) und dem HWS-Syndrom, wo der Betroffene sich über längere Zeit im warmen Wasser von der Schwerekraft befreien und entlastende Körperbewegungen üben möchte.

Die Erfolge können durch vorsichtige Schwimmübungen und Bewegungsbäder im Wellenbad am Ort unterstützt werden, außerdem durch anschließende Liegekuren in Wolldecken (warm eingehüllt). Viele Ärzte empfehlen danach eine 1½stündige Bettruhe in Wärme. Asthmatiker vertragen keine warmen Seebäder und reagieren mit einem heftigen Anfall. Verschiedenartige Hautleiden (Ekzeme, Urtikaria usw.) sprechen meist gut auf warme Seebäder an.

Allerdings sind die meisten Bäder gechlort und führen bei empfindlichen Menschen zu Schleimhautreizungen besonders der Augen. Deshalb muß man sich anschließend mit normalem Süßwasser abduschen, vor allem das Gesicht. Das von Kurverwaltungen erfundene Verbot, mit freiem Haar zu schwimmen, läuft jeder vernünftigen Gesundheitsidee zuwider. Das Meerwasser selbst ist extrem bakterizid (s. Seite 90). Diese Eigenschaft wird durch das Chloren noch unterstützt. Es kann also niemandem etwas passieren. Dagegen ist der Meerwasserkontakt für die Haare sehr gesund und sollte den Gästen ermöglicht werden. Jahrzehntelang hat sich in manchen Wellenbädern niemand daran gestört und den Besuchern Badekappen aufoktroyiert.

Die Bäderverwaltungen sollten bei ihren Maßnahmen davon ausgehen, daß den Besuchern möglichst ein Optimum an Gesundheitsförderung durch Meerwasser gewährt wird. Es ist übrigens interessant, daß trotz des Duschens mit Süßwasser nach dem Meerbad die massive Steigerung der Durchblutung der Haut und des Organismus sowie die durch das Meerwasser ausgelöste Umstimmung noch Stunden anhalten und nicht „abgespült" werden können.

Bis heute streiten sich Fachleute über die Frage, ob eine direkte chemische Einwirkung auf die Haut besteht. Nach den derzeitigen Erkenntnissen konnte dies nicht bewiesen werden, obwohl es als absolut sicher gilt, daß ein Meerwasserbad den Organismus ungleich mehr angreift als jedes Süßwasserbad. Wahrscheinlich wirken viele Gegebenheiten zusammen, wie der Klimaeinfluß, der Salz- und Jodgehalt der Luft, der Klima- und Ortswechsel und die Reizwirkung der Salze des Meerwassers auf die Hautoberfläche, die mit thermischen und hydrostatischen Faktoren reagiert, auf die der gesamte Stoffwechsel und der Kreislauf stark ansprechen.

Schon mancher Besserwisser hat diesen Effekt nach einem zu langen Bad bitter büßen müssen. Es können schwere Kreislaufbeschwerden mit erheblichem Blutdruckanstieg, Pulsunregelmäßigkeiten usw. auftreten.

Blutdrucksteigerungen und Kreislaufbeschwerden meist sympatikotonen Ursprungs kann man gut mit kleinsten Dosen „ß-Blockern" behandeln (z. B. 1x 1 Tablette *Dociton 10®*). Ich habe bei den vielfältigen Umstimmungsreaktionen besonders auf den Nordseeinseln entweder mit der Gabe von Magnesiumsalzen *(Magnesium Diasporal 300)* oder mit „*β*-Blockern" stets überzeugende Erfolge erzielt. Eine Meerwassertrinkkur würde ich hier wegen des hohen Kochsalzgehaltes nicht empfehlen, um den Blutdruck nicht noch weiter zu steigern.

Die Meeresluft

Den Bewohnern der Nordseeinseln und -küsten (geringer an der Ostsee) ist geläufig, daß selbst in Wohnungen Gegenstände leicht rosten, ganz besonders an den seewärts gerichteten Hauswänden und Metallteilen. Hierfür ist der hohe Salzgehalt der Luft verantwortlich, der auch die Obstbäume auf den Nordseeinseln bestäubt und die Anwendung von Pflanzenschutzmitteln gegen Schädlinge weitgehend überflüssig macht. In meinem Garten in Norderney stehen seit Jahrzehnten mehrere große Apfel- und Birnbäume, die niemals gespritzt werden und stets eine hervorragende Ernte geben. Die am stärksten salzhaltige Aerosolzone befindet sich in unmittelbarer Nähe des Strandes.

Der Jodgehalt der Luft ist gegenüber dem Binnenland auf den Inseln der Nordsee ca. zehnmal stärker angereichert. Zusammen mit dem hohen Kochsalzgehalt wirkt er schleimlösend auf die Atemwege. Der Strand am Meer ist das beste „Naturinhalatorium“ für den Menschen.

In der Nähe der Brandungszonen ist die Meeresluft besonders staub-, keim und allergenfrei und weist einen hohen Feuchtigkeitsgrad auf. Für den Kranken mit Asthmaleiden, Bronchialkrankheiten, den Allergiker bedeutet das Inhalieren der Seeluft einen wahren Segen und befreit ihn oft rasch von seinen Beschwerden. Wegen der Größe der Nordsee ist die Luft, die meist aus West oder Nordwest über das Meer kommt, trotz der zunehmenden Luftverschmutzung weitgehend sauber.

Gegenüber der Festlandsluft bestehen deutliche Unterschiede in der Luftqualität der Küste und der Inseln, die sich jedoch ändern kann, wenn gelegentlich Landwinde herüberwehen. Zu den Verunreinigungen der Landwinde zählen Auto- und Heizungsabgase, Straßen- und Gummireifenstaub, aber auch Bakterien und Viren, verschiedenartige Allergene von Tieren und Pflanzen. Die reinste Luft findet man auf den Nordseeinseln. Es gibt Kranke mit Lungenasthma oder schwerem Heuschnupfen, die nur auf den Inseln beschwerdefrei leben können.

Warum werden die Menschen an der See und am Strand so schnell und intensiv braun?

Schon um 1910 befaßten sich Gmelin, Häberlin und Weber mit dem Phänomen, daß an der See, besonders auf den Nordseeinseln, photographische Platten schneller als am Festland schwarz wurden, und sich die Haut der Menschen ungleich rascher und intensiver bräunte. Hier spielt nicht nur die Dauer des Sonnenscheins eine Rolle, die im Sommer etwa um die Mittsommernachtswende in den nördlichen Gefilden Europas am längsten ist, sondern vor allem die Reflexion der Sonnenstrahlen.

Nach F. Müller und W. Biehler werden Sonnenstrahlen von Schnee zu 64 – 89% reflektiert, von weißem Meeresstrand zu 27%, von Wasser zu 17% und von grünen Wiesen zu 6%, wobei natürlich optimale Versuchsbedingungen bestehen müssen, denn maritime, subtropische oder unsaubere Luft kann die Meßwerte ändern.

Tab. 13 zeigt, daß nach der Reflexion von Schnee etwa bei Hochgebirgsaufenthalten, die mit intensiver und rascher Bräunung einhergehen, der trockene, helle Dünensand mit die meiste UV-Strahlung reflektiert und an den Menschen weitergibt. Mit der intensiven UV-Bestrahlung ist zugleich eine intensive Bildung von Vitamin D im Unterhautgewebe verbunden, die man auf diesem Wege niemals überdosieren kann, die aber im Wachstum, bei Schwangeren und Stillenden und Vitamin D-Mangelzuständen, eventuell auch bei älteren Leuten, zu einer raschen Auffüllung der Vitamin-D-Depots führt. Der starke Reiz einer UV-Einstrahlung auf das vegetative Nervensystem und der aktivierende Stoffwechseleffekt sind bekannt. Die hochgradige Reflexion der UV-Strahlen am Strand und in den Dünen erklärt vollauf den raschen Bräunungseffekt. Ich werde also rascher braun, wenn ich mich in die Dünen lege, als wenn ich an der Strandpromenade am Wasser sitze.

	Gesamtstrahlung	UV-Strahlung
trockener heller Dünensand	37%	17 %
feuchter Sand	24%	9 %
sandiger Rasen	17%	2,5%
Heide	9%	2 %
Wasser	9%	ca. 5 %
Wasser über Sand	12%	10 %

Tab. 13 Die hohe Strahlenreflexion am Strand.

DIE MEERWASSER TRINKKUR

Die Meerwassertrinkkur gehört an der Nord- und Ostsee heute zum Bestandteil vieler Meeresheilkuren. Sie wurde erstmals um 1937 in Borkum mit der Errichtung einer Meereswassertrinkkurhalle planmäßig angewandt. Man kann den Erfolg ihrer Wirkung isoliert betrachten, aber auch als einen Baustein im Rahmen aller an der See einwirkenden Heilkräfte (Klima, Seebäder, Seeluft, Reaktion auf den Ortswechsel usw.).

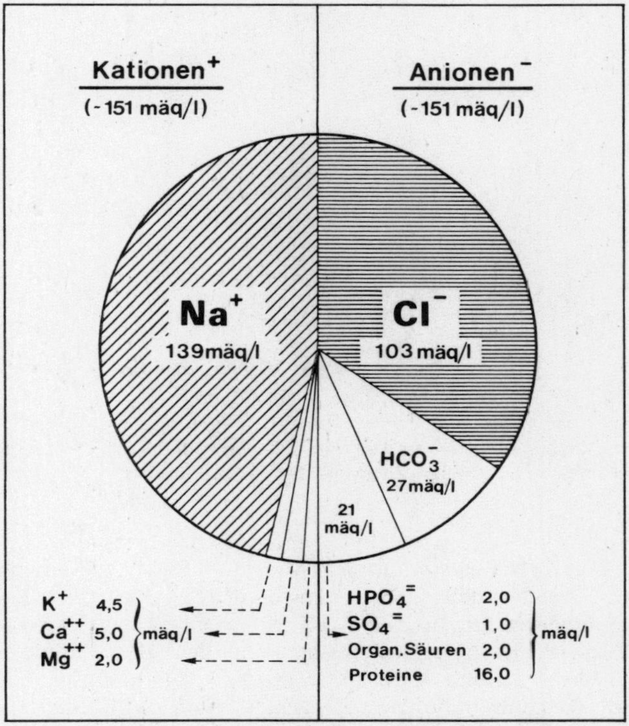

Abb. 14 zeigt das Vorkommen von verschiedenen Mineralien im Blutserum (= extrazelluläre Flüssigkeit). Dort spielen als Träger der Flüssigkeit Natrium und Chlorid (Kochsalz) die Hauptrolle. Magnesium kommt nur geringgradig vor.

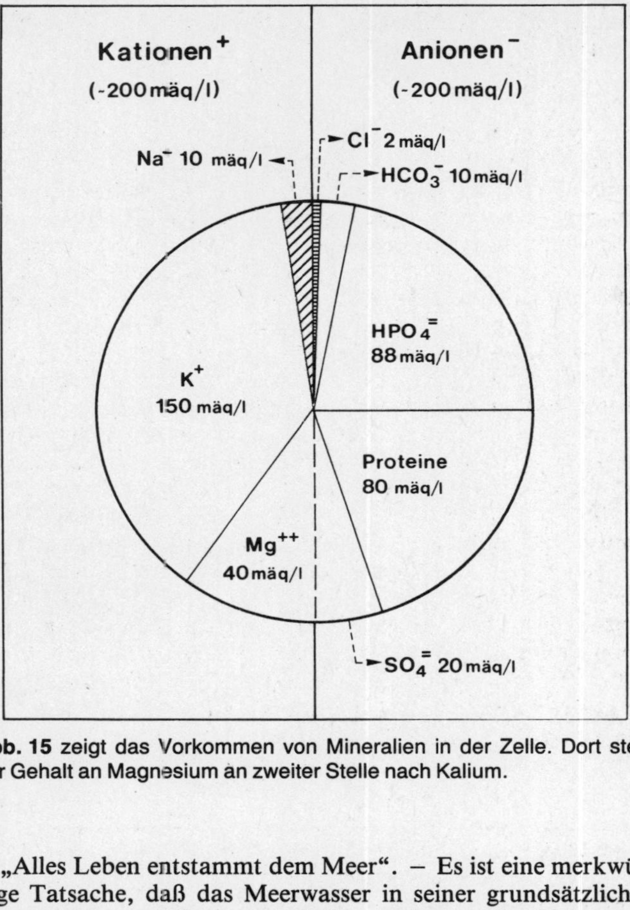

Abb. 15 zeigt das Vorkommen von Mineralien in der Zelle. Dort steht der Gehalt an Magnesium an zweiter Stelle nach Kalium.

„Alles Leben entstammt dem Meer". – Es ist eine merkwürdige Tatsache, daß das Meerwasser in seiner grundsätzlichen Zusammensetzung in großen Teilen derjenigen des Blutserums ähnlich ist und zumindest dessen wesentliche Bestandteile enthält wie Natrium, Chlorid, Kalium, Magnesium, Kalzium usw., allerdings in höheren Konzentrationen als im Blut. Unter den genannten Elementen scheint besonders dem Magnesium große Bedeutung für eine mannigfaltige Heilwirkung zuzukommen, auf die wir noch näher eingehen werden (Abb. 14 und Abb. 15).

Die Analyse des Meerestiefenwassers der Nordsee

Es dürfte verständlich sein, daß man bei den gegenwärtigen Verhältnissen und lokalen Verschmutzungen nicht am Strand Meerwasser beim Baden trinken oder für diesen Zweck gewinnen sollte. Anders ist dies bei der äußeren Anwendung von Meerwasser in der Behandlung von Wunden, Beingeschwüren (Ulcus cruris) usw. auf den Inseln oder in den Küstenbädern, weil das Nordseewasser eine ausgesprochen bakterizide Wirkung hat, wie dies neue, naturwissenschaftlich belegte Prüfungsergebnisse (Seite ...) eindeutig beweisen.

Für Trinkzwecke wird das Meerwasser des führenden Herstellers (Biomaris, Bremen), das an Nord- und Ostsee im allgemeinen zu Meerwassertrinkkuren verwendet wird, im Nordatlantik aus einer vom Polarmeer kommenden kalten Strömung in geeigneter Tiefe gewonnen und ist nachweislich von höchstem Reinheitsgrad, wie er vor 100 Jahren, als es noch keine Umweltverschmutzung gab, bereits von unseren Vorfahren erwartet wurde. Als Nachweis wurde das gewonnene und in Flaschen abgefüllte Meerwasser vom führenden deutschen Institut „Fresenius“, Taunusstein (früher Wiesbaden), analysiert. Die Untersuchungsergebnisse sind im Anhang ausführlich dargestellt. Um aber dem Leser ein aufwendiges Studium der umfangreichen Analyseergebnisse zu ersparen, führe ich an dieser Stelle eine Kurzfassung an.

1 kg Meerwasser enthält:

Kationen		**mg**
Natrium	Na^{+}	10790
Kalium	K^{+}	395,0
Ammonium	NH_4^{+}	0,3
Lithium	Li^{+}	0,12
Magnesium	Mg^{2+}	1314
Kalzium	Ca^{2+}	412,9
Strontium	Sr^{2+}	6,1
Eisen	Fe^{3+}	0,11

Anionen:		mg
Chlorid	Cl^-	19452
Hydrogen-carbonat	HCO_3^-	144,0
Bromid	Br^-	69,8
Fluorid	F^-	1,19
Jodid	J^-	0,05
Sulfat	SO_4^{2-}	2708
Hydrogen-phosphat	HPO_4^{2-}	0,087
Summe der Ionen		35294
Undissoziierte Stoffe:		
Borsäure (meta, HBO_2)		18,9
Kieselsäure (meta, H_2SiO_3)		0,3
Summe der gelösten festen Bestandteile		35313

Spurenelemente
(Mikrogramm):
Zink 50, Rubidium 25, Barium 20, Molybdän 10, Aluminium 5, Nickel 3, Kupfer 2, Chrom 2, Zinn 1 u. a.

(unter 1 Mikrogramm):
Selen, Silber, Vanadium, Mangan, Germanium, Antimon, Cäsium u. a.

Beurteilung:
Die chemische Beschaffenheit von Meerestiefenwasser entspricht – abgesehen von den für Meerwasser charakteristischen Bestandteilen – den an ein Trinkwasser zu stellenden Forderungen. Organische Schadstoffe, die auf eine Verschmutzung durch Industrie oder Landwirtschaft hindeuten, insbesondere Phenole, polycyclische Kohlenwasserstoffe, Cyanide, Chlorpestizide und PCBs, waren nicht nachweisbar.

Allgemeine Messungen:

ph-Wert, elektrometrisch gemessen	8,2
elektrische Leitfähigkeit bei 25° C	50,5 m S/cm
Redoxpotential	+ 160 mV
Dichte bei 20° C (293K), pyknometrisch bestimmt:	1,0249 g/ml

Tab. 14 Analyse des Meerestiefenwassers.

Wertung der Analyseergebnisse

Die Analyse (siehe Anhang) gibt einen Überblick über die Bestandteile des Meerwassers. In dieser Analyse sind auch eine Reihe nichtphysiologischer Elemente aufgeführt, die aber beim Genuß in der vorgeschriebenen Verdünnung (Tab. 19) durchweg als gesundheitsunschädlich anzusehen sind. Das Meerwasser soll nicht unverdünnt getrunken werden, da die Salzkonzentration zu hoch ist und der Gehalt an Magnesiumsulfat eine starke abführende Wirkung erzeugt. Je mehr man an unverdünntem Meerwasser trinkt, desto mehr muß der Körper den Organen Wasser entziehen, um das übermäßig aufgenommene Kochsalz durch die Nieren wieder ausscheiden zu können. Am Ende würde man sich „entwässern" und damit umbringen.

Die für den Organismus wichtigen im Meerwasser enthaltenen Elemente sind Natrium, Chlorid, Kalium, Kalzium, Mangan, Eisen, Fluorid, Jodid, Sulfat, Hydrogenphosphat und -sulfat, die physiologisch sind (Tab. 14). Weitere essentielle Spurenelemente sind z.B. Kupfer, Kobalt, Zink, Selen. Andere sind nicht essentiell, d.h. nicht lebensnotwendig. Nicht essentielle Spurenelemente, für die man also zumindest bis jetzt keine physiologische Funktion kennt, sind z.B. Silber, Gold, Brom. Nicht essentiell sind auch die Schwermetalle Cadmium, Blei und Quecksilber. Gerade diese kommen jedoch im Meerwasser in so unschädlichen und winzigen Spuren vor, daß man sie selbst mit den empfindlichsten Methoden moderner chemischer Analytik nur schwach nachweisen kann. Da das Meerwasser nur in einer bestimmten Verdünnung für Kur- bzw. Heilzwecke verwendet wird, verweisen wir auf die Besprechung der gesundheitlichen Wirkungen im entsprechenden Kapitel.

Es sind bei der Meerwassertrinkkur keine Nebenwirkungen und Schäden für den Organismus durch andere unphysiologische Beimengungen von Mineralien, Spurenstoffen, Schwermetallen, Pflanzenschutzmitteln oder Chemikalien zu erwarten.

Die Ergebnisse der physikalisch-chemischen Analysen zeigen, daß ein hoher Reinheitsgrad vorliegt und bei der Meerwassertrinkkur nicht mit Gesundheitsschäden gerechnet werden muß. Gefährliche Stoffe wie Blei, Arsen, Antimon, Cadmium, Quecksilber usw. liegen im extremen Bereich der niedrigsten

Nachweisgrenze. Das gleiche Urteil betrifft das Vorkommen von Benzpyren, phenolhaltigen Stoffen, Cyaniden usw.

Die Analyse über mögliche Verunreinigungen durch Pflanzenschutzmittel, z. B. auf Chlorpestizide und PCBs, verlief ergebnislos.

Für den unkundigen Leser muß gesagt werden, daß die im Meerwasser vorkommenden, für den Menschen „unnatürlichen" Elemente natürlichen Ursprungs sind und nicht die Folge von Verunreinigungen durch Industrieabwässer oder anderen Umweltverschmutzungen. Das natürliche Vorkommen z.B. von Uran und Radon im Meerwasser ist zu gering, um schädlich zu sein. Zur Frage, welche unerwünschten Stoffe im Trinkwasser nicht oder nur in gewissen Mengen enthalten sein dürfen, möchte ich mich an die neuesten Richtlinien der Europäischen Gemeinschaft aus dem Jahr 1980 halten, die im Anhang dargestellt sind (Tab. 27).

Die vorliegenden Analysen, die im Umfang und der Genauigkeit für den Genuß von Meerwasser wohl eine gewisse Einmaligkeit aufweisen, gelten natürlich nur für das Wasser der Meerwassertrinkkur, das mit Spezialschiffen im Nordatlantik gewonnen wurde, nicht für das Küstenmeerwasser. Soweit es die natürlichen Bestandteile angeht, sind an unseren Küsten und Inseln keine anderen Verhältnisse zu erwarten, somit auch keine Änderung der typischen Heilwirkungen. Aber die Umweltverschmutzung dürfte in den küstennahen Regionen sehr viel stärker sein.

Es wäre für die Freunde unserer Meere, für die Heilungssuchenden und den guten Ruf der Bäder empfehlenswert, wenn sie in gewissen Zeitabständen ebenfalls derartige Analysen erstellen und veröffentlichen würden, damit jedermann guten Gewissens in unseren Meeren baden und ihre Heilkräfte genießen kann.

Die bakterizide Wirkung des Meerwassers

Von großer Bedeutung für die Wirkung des Meerwassers, das für die Trinkkur verwendet wird, ist die Feststellung der bakteriziden Wirkung.

Dazu gibt es widersprüchliche Auffassungen. Während Pfannenstiel (Marburg 1935) fand, daß bestimmte pathogene Keime und auch Darmbakterien sich sehr wohl in Meerwasser vermehren können, wurde von französischen und amerikanischen Forschern Anfang der fünfziger Jahre eine stark keimtötende, ja sogar spezifische, penicillin-ähnliche Wirkung behauptet.

Um hier Klarheit zu schaffen, wurde 1982 das Institut Fresenius speziell für dieses Buch mit einer erneuten Untersuchung beauftragt. Nach den streng unter naturwissenschaftlichen Gesichtspunkten durchgeführten Tests scheint die Wahrheit in der Mitte zu liegen:

Gegen keine der fünf verwendeten Testkeimarten wurde eine spezifische, antibiotische Hemmwirkung gefunden. Dagegen wurde bei allen Testkeimen eine unterschiedlich starke Verringerung der Keimzahl gefunden; nur bei einem Experiment starb die eingeimpfte Population eines Eitererregers völlig ab. Außerdem wurde festgestellt, daß Original-Meerwasser noch eine merklich stärker keimreduzierende Wirkung hat als ein zum Vergleich mituntersuchtes künstliches Meerwasser, das neben den Hauptsalzen des Meerwassers nur noch wenige weitere Spurenstoffe enthielt. Die osmotischen Effekte der gelösten Salze sind also nicht allein ausschlaggebend. (Zu Details vgl. den im Anhang ausführlich wiedergegebenen Untersuchungsbericht.)

Die altbekannte, stark heilungsfördernde Wirkung von Meerwasser gerade bei schlecht heilenden, infizierten Verletzungen läßt sich also durch dessen bakterizide Wirkung nur zum Teil erklären. Hier spielt bestimmt auch eine Rolle, daß sich Eiter und Schleim durch Meerwasser verflüssigen, so daß die entzündete Oberfläche allein hierdurch schon entlastet wird.

Möglicherweise werden darüber hinaus die körpereigenen Abwehrkräfte auf breiter Front durch Meerwasser aktiviert. Jedenfalls wirkt Meerwasser auf den lebenden Menschen günstiger, als es nach den hier zitierten Laborversuchen zu erwarten wäre, was durch die jahrzehntelangen Erfahrungen der Badeärzte und Kliniken am Meer bestätigt wird.

Bei den streng unter naturwissenschaftlichen Gesichtspunkten durchgeführten Messungen mit Testen an Bakteriennährböden wurden Vergleiche zwischen der Wirkung von Nordseewasser, künstlich hergestelltem Meerwasser, destilliertem Wasser und Leitungswasser durchgeführt. Dabei ergaben sich, grob schematisch, folgende wichtige Ergebnisse:

1. Das Nordsee-Meerwasser, das für die Meerwassertrinkkur verwendet wird, war steril.
2. In diesem Original-Nordseewasser waren keine antimikrobiell wirksamen Substanzen vorhanden, es zeigte also keine antibiotische Wirkung wie z. B. Penicillin o. ä.
3. Bei Versuchen mit verschiedenen Bakterien (E.Coli, Staphylokokken, Streptokokken u. a.) zeigte sich im Nordseewasser eine stärkere Reduktion der Keime als in den Vergleichsmedien. Der hohe spezifische Salzgehalt des Nordseewassers verzögert das Keimwachstum und läßt vegetative Bakterienzellen rascher absterben.

Den Nordseebädern sollte auch hier dringend empfohlen werden, in ihren Bereichen regelmäßige Kontrollen über die Sterilität von Nordseewasser durchzuführen.

Die Tatsache, daß Nordseewasser zwar keine antibiotischen Eigenschaften aufweist, aber durch seinen hohen und spezifischen Salzgehalt eine Vielzahl von Bakterien tötet, macht ja gerade die Anwendung dieses Wassers bei infektiösen Hautleiden, Geschwüren, Knochenleiden, Infektionen der Luftwege und der Nebenhöhlen usw. zu einem preiswerten und wirksamen Therapeutikum, von seinen übrigen Heilwirkungen ganz abgesehen.

Das Institut Fresenius weist mit Recht darauf hin, daß die Feststellung, Meerwasser wirke nicht antibiotisch, nur unter den speziellen Versuchsbedingungen gilt und daß weitere wissenschaftliche Untersuchungen vorgenommen werden sollten.

Der im Anhang zitierte Bericht des ehemaligen Chefarztes der Chirurgischen Klinik Westerland, Dr. Hoins, der nach dem Zweiten Weltkrieg in Ermangelung moderner Medikamente mit Meerwasser bis hin zu Infusionen ins Blut umfassende Erfahrungen sammeln konnte, gibt für die notwendigen weiteren Forschungen wichtige Erfahrungshinweise. Er beschreibt eine im Vergleich wesentlich geringere therapeutische Wirkung bei abgekochtem Meerwasser. Das würde möglicherweise doch für eine spezifische antibiotische Wirkung sprechen.

Wir werden an anderer Stelle, bei der Beschreibung der Heilwirkung des Nordseemeerwassers, nochmals auf die bakterizide Wirkung zurückkommen.

Die Meerwassertrinkkur – ihre Nebenwirkungen und Erfolge

Die gesundheitliche Unbedenklichkeit der Konzentrationen beim regelmäßigen Trinken von Meerwasser und seine gesundheitlich positiven Wirkungen sollen nunmehr genauer untersucht werden.

Es darf davon ausgegangen werden, daß Meerwasser unverdünnt kaum getrunken wird, jedenfalls nicht in größeren Mengen zum Durstlöschen oder zur Erfrischung. Dies verbietet die natürliche Geschmackssperre. Es empfiehlt sich, Meerwasser mit normalem Trinkwasser oder mit Säften zu verdünnen. In den Anleitungen wird eine Verdünnung von Meerwasser für die Trinkkuren im Verhältnis 1 : 3 geraten. Die Trinkempfehlungen sehen maximal 100 ml Meerwasser, verteilt auf täglich 3 bis 4 Portionen vor.

Kochsalz und Bluthochdruck

Aus den oben genannten Zahlen ergibt sich, daß, soweit es die gesundheitliche Unbedenklichkeit im Hinblick auf die Zufuhr von Natriumchlorid (Kochsalz) angeht, 1050 mg an Natrium in der trinkfertig verdünnten Meerwasserlösung pro Tag angeboten werden. Dem entsprechen 2,67 g Kochsalz.

Vergleicht man den Kochsalzgehalt eines Tellers Suppe aus handelsüblichen Trockensuppen der führenden Hersteller, so lassen sich in ¼ l Suppe (nach Herstellerangabe 1 Portion) 2,6 g (klare Fleischsuppe), 3,15 g (Rindfleischsuppe) und sogar 4,2 g (Rindsbouillon, Instantpulver, hier in einer Tasse zu 150 ml) an Natriumchlorid nachweisen. Im letztgenannten Fall beträgt die Zufuhr praktisch das 1½fache der Tagesmenge, die durch 100 ml Meerwasser aufgenommen wird. Vergleichsweise sei auch auf den Gehalt in einigen anderen Lebensmitteln hingewiesen. Berechnet nach dem Natriumgehalt, würden

mit 100 g Brötchen	1,2 g Kochsalz,
mit 100 g Camembert	2,9 g Kochsalz,
mit 100 g Mettwurst	2,8 g Kochsalz,
mit 100 g Salami	3,2 g Kochsalz,
mit 100 g Leberwurst	2,1 g Kochsalz,
mit 100 g Schmelzkäse (45prozentig)	2,9 g Kochsalz,
mit 100 g Bismarckhering	2,5 g Kochsalz,

zugeführt werden.

Aus diesen Gegenüberstellungen ergibt sich die gesundheitliche Unbedenklichkeit der empfohlenen Tagesmenge von 100 ml Meerwasser. Die Kochsalzbelastung bei der Meerwassertrinkkur hält sich im üblichen Rahmen, wie sie auch von anderen Lebensmitteln erreicht oder gar überschritten wird, wenn man bedenkt, daß sich bei einigen belegten Broten der Salzgehalt von Brot, Wurst, Käse usw. addiert. Dabei ist zu beachten, daß der Verbraucher sich beim Genuß dieser Lebensmittel, insbesondere beim Brot, über den Salzgehalt normalerweise keine Vorstellungen macht, im Gegensatz zum ganz bewußten Genuß mineralsalzhaltiger Meerwassergetränke.

Die Theorie, daß der Gesunde durch Kochsalzkonsum an Bluthochdruck erkrankt, scheitert übrigens bereits an der Tatsache, daß ca. 22 % mehr Frauen als Männer an Bluthochdruck leiden, Frauen aber nicht prinzipiell mehr Kochsalz essen. Vielleicht läßt sich dies mit der Zuckerkrankheit vergleichen: ein Gesunder wird nicht zuckerkrank, weil er Zucker ißt. Nur wenn er bereits an dieser Krankheit leidet, darf er keinen Zucker mehr zu sich nehmen. So könnte man das auch auf das Kochsalz und den Bluthochdruck übertragen. Verantwortlich sind letztlich eine Vielzahl von Risikofaktoren (Übergewicht, Nikotinmißbrauch usw.).

Soweit es die gegenwärtige Debatte um das Auftreten von „essentiellem“ Bluthochdruck angeht, hat bis heute kein Autor den wissenschaftlichen Beweis erbracht, daß der Gesunde durch Kochsalzzufuhr, wie sie im Durchschnitt in der Bundesrepublik Deutschland um insgesamt 12 – 15 g täglich üblich ist, den Hochdruck ursächlich auszulösen vermag (wobei außerhalb jeder Diskussion steht, daß der Hypertoniker später eine Kochsalzempfindlichkeit aufweist). Alle im Moment zur Debatte stehenden Überlegungen beruhen auf Einzelbefunden aus nicht auf den Menschen übertragbaren tierexperimentellen Ergebnissen. Während des Ersten und Zweiten Weltkrieges wies Deutschland einen wesentlich höheren Kochsalzverbrauch auf als heute (Tab. 15), aber es gab sehr selten Hypertoniker. Seither sinkt der Kochsalzkonsum mit der qualitativen Besserung der allgemeinen Ernährung, aber die Hypertonien nehmen zu, in erster Linie mit wachsender Übergewichtsentwicklung. Insoweit besteht nicht einmal eine positive Korrelation zwischen dem Sinken des Verbrauchs und dem Anstieg der Bluthochdruckkrankheiten.

Kochsalzverbrauch in Deutschland			
Jahr	in g/Kopf/Tag	Jahr	in g/Kopf/Tag
1914	23,83	1957	17,26
1915	24,31	1958	16,21
1916	29,86	1959	15,83
1917	37,26	1960	16,21
1918	25,47	1961	15,83
1919	27,67	1962	15,75
1920	26,84	1963	16,38
1921	26,01	1964	15,20
1922	36,16	1965	15,12
1923	27,12	1966	15,17
1924	21,64	1967	15,15
1925/26	26,82	1968	15,56
1932/33	18,20	1969	15,69
1933/34	19,36	1970	15,80
1934/35	20,27	1971	15,61
1935/36	20,00	1972	15,23
1936/37	20,27	1973	15,34
1937/38	20,27	1974	15,45
1948	18,57	1975	15,42
1949	16,71	1976	15,56
1950	18,08	1977	15,83
1951	19,12	1978	15,80
1952	18,82	1979	16,30
1953	19,12	1980	15,69
1954	17,89	1981	16,08
1955	18,63	1982	15,20
1956	17,04		

Quelle: Statistische Jahrbücher für das Deutsche Reich 1887 – 1938
Statistische Jahrbücher über Ernährung, Landwirtschaft und Forsten der Bundesrepublik Deutschland 1952 – 1982

Tab. 15 zeigt, daß nach dem Zweiten Weltkrieg der Kochsalzverbrauch in Deutschland ständig zurückging, während die Bluthochdruckkrankheiten zunahmen. Es besteht also keine positive Korrelation. Hauptrisikofaktor ist unverändert die Fettsucht.

Es gibt auch keine Hinweise, daß Frauen mehr Kochsalz verzehren als Männer. Jedoch findet sich „essentielle" Hypertonie bei Frauen um ein Drittel häufiger als bei Männern. Der Gesunde scheidet zugeführtes Kochsalz zu 99 % durch die Niere aus; eine Minderzufuhr unterliegt der gesteuerten Rückresorption von Natrium in den Nierentubuli durch das Hormon Aldosteron.

Es besteht freilich kein Zweifel, daß Bluthochdruckkranke

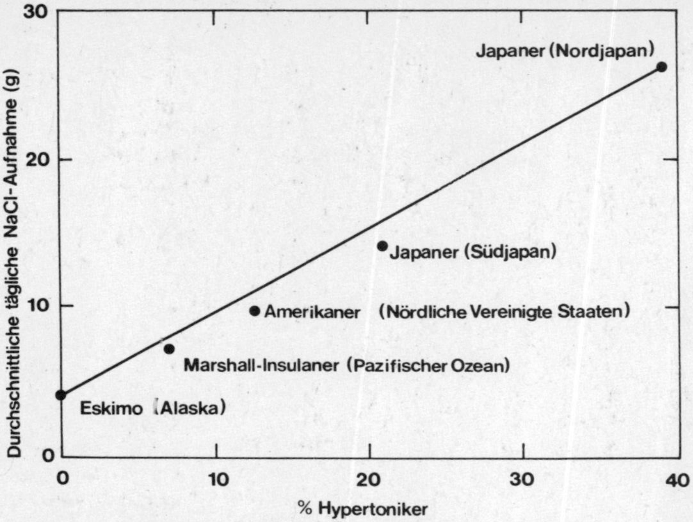

Abb. 16 Beziehungen zwischen durchschnittlicher täglicher Kochsalzzufuhr (NaCl) und Häufigkeit des Hochdrucks in verschiedenen Teilen der Welt und bei verschiedenen Rassen. Die Darstellung zeigt eine Graphik von Dahl (USA), die auch heute noch in vielen Zeitschriften der ganzen Welt angeführt wird und die Leser in Aufregung versetzt wegen der Häufung von Bluthochdruck im Norden Japans im Zusammenhang mit einem hohen Salzkonsum, während Völker, die wenig Salz zu sich nehmen wie die Eskimos, kaum Hochdruckkrankheiten aufweisen. Was niemand sagt, ist die Tatsache, daß Dahl seine Daten um 1957, also vor über 25 Jahren, erarbeitete. Deswegen fehlt die Bundesrepublik in der Aufstellung. Bei uns hatten sich damals weder Wohlstand noch Übergewicht nachhaltig durchgesetzt. Es gab einen fast ebenso hohen Salzkonsum wie in Japan, aber noch sehr wenig Bluthochdruckkranke. Hätte man die deutsche Situation mit eingezeichnet, wäre die Graphik ad absurdum geführt worden. (Die Dahlsche Arbeit ist auf Deutsch publiziert in: Essentielle Hypertonie, Heidelberg, 1960).

eine „Kochsalzempfindlichkeit" aufweisen. Heute gibt es verschiedene Theorien, die die Rolle des Kochsalzes bei erhöhtem Blutdruck betreffen. Eine der wichtigsten besagt, daß die kleinen Arteriolen (Gefäße) durch Natrium gegenüber dem pressorischen (blutdrucksteigernden) Hormon Nor-Adrenalin sensibilisiert werden, sich verengen und den Blutdruck steigern.

In den letzten Jahren hat man besonders auf das erhöhte Vorkommen von Natrium in den roten Blutkörperchen (Erythrozyten) bei „essentiellem“ Bluthochdruck hingewiesen. Dies ist in Tab. 16 anhand von Analysen belegt. Damit hätte man wenigstens einen wissenschaftlichen Beweis, daß Natrium (einer der Bestandteile des Kochsalzes) in den Zellen des Bluthochdruckkranken krankhaft angereichert ist. Dagegen wird eingewandt, daß rote Blutkörperchen nicht repräsentativ sind für alle Körperzellen, also auch nicht für die Zellen in den Gefäßen. Wenn man trotzdem dem erhöhten Natriumgehalt in den roten Blutkörperchen große Bedeutung beimißt, was ich befürworte, so ist nicht minder wichtig, daß sich dort auch das Kalzium doppelt so hoch anreichert wie bei Gesunden. Dies beweist Tab. 16.

		Gesunde	Hypertoniker	Irrtums-wahrscheinlichkeit
Serum	$[Na^+]$	143,1 ± 3,8	133,6 ± 5,0	P<0,1%
	$[K^+]$	4,05 ± 0,34	3,98 ± 0,35	P<0,1%
	$[Cl^+]$	4,95 ± 0,40	4,77 ± 0,85	P<10 %
	$[Mg^{++}]$	102,0 ± 4,0	103,0 ± 5,7	P<85 %
	$[Ca^{++}]$	1,48 ± 0,16	1,39 ± 0,07	P<70 %
Erythrozythen	**$[Na^+]$**	**7,85 ± 2,30**	**13,1 ± 3,46**	P<0,1%
	$[K^+]$	88,0 ± 6,0	75,4 ± 9,23	P<0,1%
	$[Ca^{++}]$	**0,26 ± 0,018**	**0,59 ± 0,029**	P<0,1%
	$[Cl^+]$	67,9 ± 4,5	65,4 ± 7,6	P<0,1%
	$[Mg^{++}]$	3,70 ± 0,26	3,82 ± 0,57	P<50 %

Verhalten von Na^+, K^+, Cl^- im Erythrozythen bei Hypertonikern

Autor		Normal	Hypertonie	
D'Amico (1958)	Na^+	18,37 ± 6,49	29,2 ± 9,17	essentielle Hypertonie
	K^+	95,96 ± 3,99	94,54 ± 2,87	essentielle Hypertonie
Losse u. Wehmeyer (1960)	Na^+	13,00 ± 0,45	16,94 ± 1,70	essentielle Hypertonie
			13,03 ± 0,94	symptomatische Hypertonie
	K^+	89,83 ± 1,86	90,41 ± 1,84	essentielle Hypertonie
			93,35 ± 2,74	symptomatische Hypertonie
	Cl^-	57,86 ± 1,07	57,73 ± 2,01	essentielle Hypertonie
			57,56 ± 1,99	symptomatische Hypertonie

Tab. 16 Unterschied zwischen Elektrolytbefunden (mval/l) bei Gesunden und Hypertonikern mit Signifikanzschwelle (aus H. J. Holtmeier und F. Marongiu: Med. Klinik 7, 1967, S. 246–250).

Kalzium und Bluthochdruck

Wir hätten es demnach mit zwei Tatsachen zu tun, nämlich daß in den roten Blutkörperchen sowohl Natrium als auch Kalzium krankhaft erhöht angereichert sind. Wenn dem so ist, läßt sich aber der hohe („essentielle") Bluthochdruck nicht allein auf die Natriumveränderungen zurückführen. Neuere Hypothesen gehen dahin, dem Natrium lediglich eine wichtige Mittlerrolle (Sensibilisierung) beim Wirkungsablauf des blutdrucksteigernden Hormons Nor-Adrenalin zuzuschreiben. Wenn Natrium entzogen wird, kann die Drucksteigerung über das Hormon nicht ausgelöst werden. Daß Natrium bei Bluthochdruck wirksam ist, kann nicht in Frage gestellt werden. Das krankhafte Ansprechen der Blutgefäße selbst (kleine Arteriolen) könnte jedoch primär von der krankhaften Zellanreicherung mit Kalzium stammen, die sich ja ebenfalls in den roten Blutkörperchen nachweisen läßt.

Wichtig in diesem Zusammenhang ist der Umstand, daß auch die Kalziumantagonisten (chemische „Gegenspieler" des Kalziums) den hohen Blutdruck mit Erfolg senken und normalisieren können, und zwar ebenso wie bei Natriumentzug.

Daraus habe ich als Hypothese in Zusammenhang mit dem unbestrittenen Risikofaktor Nr. 1, dem Übergewicht, bei „essentiellem" Bluthochdruck folgenden Ablauf abgeleitet (Tab. 17): Mit dem Entstehen von Übergewicht wird auch das fettlösliche Vitamin D übermäßig zugeführt, im menschlichen Fettgewebe gespeichert und führt über Jahre hinweg zu einer krankhaften Kalziumeinlagerung in die kleinen Arteriolen, die in erster Linie für die Verengung und Blutdrucksteigerung verantwortlich sind. Deshalb findet man auch in den roten Blutkörperchen eine Verdoppelung der Kalziumkonzentration. Dadurch wird das Blutgefäß gegenüber den blutdrucksteigernden Hormonen hochgradig sensibilisiert, es verengt sich krankhaft, der Blutdruck steigt. Damit wäre endlich eine Verbindung zum Risikofaktor Nr. 1, dem Übergewicht, bei erhöhtem Bluthochdruck hergestellt. Leider gibt es bis heute noch keine gesicherten Ergebnisse, wie es zur Kalziumanreicherung in der Zelle kommt.

Magnesium

Meerwasser enthält bei der angegebenen Verdünnung in 100 ml 127 mg Magnesium, dies entspricht 10,9 mval (chemisches Äquivalentgewicht). Bei einer Eiweißzufuhr von 70 g täglich besteht ein Bedarf von 25 mval Magnesium pro Tag und Person (das sind ca. 300 mg). Andere Empfehlungen lauten auf eine ausreichende Zufuhr von 250 mg. Dies würde bedeuten, daß mit 127 mg im verdünnten Meerwasser ca. 50 % des Tagesbedarfs an Magnesium geliefert werden können. Soweit hiervon ein Anteil an Sulfat gebunden vorliegt, werde ich noch darauf eingehen. Magnesium spielt bei zahlreichen Stoffwechselvorgängen, z. B. im Eiweiß- und Kohlenhydratstoffwechsel, eine bedeutende Rolle, ebenso bei einer Unzahl von enzymatischen Prozessen. Seitdem die große Bedeutung von Elektrolytkardiopathien bekannt ist, scheint dem Magnesium eine vorbeugende Rolle vor dem Auftreten von Arteriosklerose und Herzinfarkt zuzukommen. Eine verstärkte Zufuhr von Magnesium kann deshalb als Ergänzung der Nahrung und zur Vermeidung von Ernährungsmangel vorteilhaft sein, und sie wird von Meerwasserverbrauchern offensichtlich gewünscht. Da bei Magnesium-

---

Hohe Fettzufuhr (nach dem 2. Weltkrieg)

↓

vermehrte Kalorienzufuhr, Bewegungsarmut
vermehrt fettlösliches Vitamin D

↓

Übergewicht
Speicherung von Vitamin D im
Fettgewebe

↓

Kalziumanreicherung im Gefäß
durch Vitamin D

↓

**Erhöhte Kontraktionsbereitschaft
der Arteriolen**

↓

Bluthochdruck

Tab. 17: Hypothese zu einem Teilaspekt in der Entstehung „essentieller“ Hypertonie.

mangel eine erhöhte Ausschüttung von Acetylcholin, einem Gewebehormon, auftritt, in deren Folge es zu schweren Krämpfen in verschiedenen Organbereichen mit Durchblutungsstörungen kommen kann, mißt man dem verbreiteten Magnesiummangel-Syndrom (s. S. 108) eine gewichtige Rolle zu.

Kalium, Kalzium, Jodid

In der verdünnten Meerwasserlösung spielen Kalium und Kalzium nur eine geringe Rolle. Dem Abdampfrückstand von 3500 mg/l dürfte gesundheitlich gesehen keine nachteilige Bedeutung zukommen. Dagegen spielt die Jodid-Konzentration in der verdünnten Lösung mit 0,006 mg eine nicht unbeachtliche Rolle. Nach § 10 Abs. 4 der Deutschen Diätverordnung muß 3,5 g jodiertes Speisesalz 0,0105 – 0,0175 mg Jod enthalten. Danach würde die verdünnte Meerwasserlösung 50 % dieser Menge anbieten und bei langfristigem Genuß unzweifelhaft wirksam sein. Die Bedeutung für die Kropfvorbeugung ist bekannt.

Nach Tab. 4 findet sich Jod im Meerwasser nur in einem sehr geringen Prozentsatz. Trotzdem kommt ihm große Bedeutung zu. Im Bereich der Humanmedizin ist bekannt, daß wegen des Jodgehaltes von Luft und Meerwasser in den nördlichen Regionen der Bundesrepublik Kropferkrankungen so gut wie unbekannt sind. Deshalb wird in Gegenden, in denen Jodarmut herrscht (Alpengegenden, Alpenvorland, Schwarzwaldbereich), jodiertes Kochsalz zur Kropfvorbeugung empfohlen. Trotz der geringen Mengen von Jod im Meerwasser haben frühere Untersuchungen nach Haeberlin, 1935, gezeigt, daß der Jodgehalt der Milch von Kühen auf Marschweiden bzw. bei Verfütterung von dort gewonnenem Heu um etwa 50 % gegenüber dem Durchschnitt erhöht ist. Milch von Kühen und Schafen auf Weiden mit Meeresüberflutung zeigte mehrfach höhere Jodierung, und zwar um 300 bis 800 %. Da die Anreicherung mit Jod auch bei Marschweiden festzustellen war, die weder direkt noch durch Grundwasser vom Meer her bewässert wurden, kann man annehmen, daß eine Zufuhr durch die Luft stattfindet, und daß das von ihr mitgeführte Jod durch die Niederschläge in den Boden gelangt. Dementsprechend ergaben auch Untersuchungen des Jodgehaltes von Regenwasser und Schnee einen erhöhten Wert und bestätigten diese Annahme. Sie zeigten, daß der Jodgehalt der vom Meer stammenden Luft ganz erheblich höher gegenüber der kontinentalen Luft war.

Insoweit ist für den Menschen von Bedeutung, daß alle durch Jodmangel bedingten Krankheiten beim Aufenthalt am Meer, durch Einatmen von Luft und durch die Nutzung einer Meerwassertrinkkur gebessert werden können. Die heute häufig in Vergessenheit geratene Anwendung von Kaliumjodid (Kalii jodati 10,0, Aq. dest. ad 100,0, m.d.s. zweimal täglich einen Teelöffel in Milch einzunehmen) stellt ein in der Medizin hochbewährtes Rezept zur Förderung von Durchblutungsstörungen und zur Behandlung in der Rekonvaleszenz dar, vor allem bei älteren Leuten. Besonders bei Durchblutungsstörungen des zentralen Nervensystems, auch im Fall von Arteriosklerose hat sich die Verordnung von Kaliumjodid bestens bewährt. Insoweit ist der Seeaufenthalt für ältere Menschen häufig ausgezeichnet geeignet, eine verbesserte Durchblutung und Regeneration einzuleiten. Viele von ihnen, die zuvor oft an starken Konzentrations- und Gedächtnisstörungen litten, zeigten eine auffallende Besserung nach 3 – 4 Wochen Aufenthalt am Meer und vermehrter Jodaufnahme durch die Luft und eine Meerwassertrinkkur.

Fluorid

Der Gehalt an Fluor mit 0,144 mg in der verdünnten Meerwasserlösung stellt bei der heute im Durchschnitt zu geringen Fluorversorgung (infolge des Rückgangs an Kohlenhydratträgern, die die wasserlöslichen „essentiellen" Elemente in erster Linie liefern) ebenfalls einen wertvollen Beitrag dar. Die Angaben über den Bedarf des Erwachsenen an Fluor sind nicht einheitlich und schwanken zwischen 1,0 mg und 1,8 mg pro Person und Tag. Legt man den erstgenannten Wert zugrunde, so würden mit 400 ml verdünntem Meerwasser ca. 15 % des Fluorbedarfs gedeckt werden. Damit dient es auch der Verhütung von Karies.

Sulfat

Sulfat (SO_4) kommt mit 264 mg in der Meerwasserlösung vor. Dies entspricht 5,49 mval. Sulfatwässer beeinflussen die Funktionsabläufe von Darm und Gallenwegen sowie der Gallenblase. Sie haben eine Abführwirkung, die jedoch dosisabhängig ist. Die mittels Funktionsprüfung nachgewiesene Förderung gallebildender und galleausschüttender Vorgänge konnten durch Mineralwässer mit einem Gehalt von mindestens 20 mval/kg erzielt werden. Die verdünnte Meerwasserlösung enthält davon nur ca. 25 %. Für eine Behandlung der Verstopfung sind Wässer mit 50 – 60 mval/kg zu empfehlen. Der cholagoge Effekt wird erst bei 90 mval/kg erwartet.

Diese Gegenüberstellungen zeigen, daß die Zufuhr von 5,49 mval Sulfat in der verdünnten Meerwasserlösung eine untergeordnete und, was die Gesundheit betrifft, unwirksame Dosis darstellt. Es ist weder mit einer abführenden Wirkung noch mit einer Einwirkung auf die Gallenblase oder die Leber-Gallen-Gänge zu rechnen, auch nicht mit einer namhaften Bindung von Magnesium als Magnesiumsulfat, dessen geringe Resorptionsfähigkeit bekannt ist. Hierdurch kann also die Wirkung der übrigen aufgezeigten Elemente nicht beeinträchtigt werden. Wenn in der Literatur auf die abführende Wirkung von Meerwasser verwiesen wird, so darf nicht vergessen werden, daß hier stets die Aufnahme von unverdünntem Meerwasser in größeren Mengen, meist als Notlösung zum „Durststillen" von Schiffbrüchigen, vorlag. In der Tat sind in 1 l unverdünnten Meerwassers 2640 mg Sulfat enthalten, also ca. 55 mval, womit eine echte abführende Wirkung erreicht wird. Diese Mengen kommen aber für Meerwassertrinkkuren nicht in Frage. Damit stimmen fast über ein halbes Jahrhundert gemachte Erfahrungen überein, daß bisher an Millionen von Menschen die Meerwassertrinkkur in angegebener Konzentration ausgeschenkt wurde, ohne daß jemals Klagen über Durchfälle und negative Reaktionen des Leber-Galle-Systems oder anderer Organe bekanntgeworden sind.

Die trotzdem zu beobachtende leichte abführende Wirkung der Meerwassertrinkkur hängt von der sehr unterschiedlichen Empfindlichkeit und Reaktion der Menschen ab, auch von der Reaktion auf die verdünnte Kochsalzlösung. Hier ist unter Umständen das Gesamtsalzgemisch von Bedeutung. In der Chirurgie spült man bei Bewegungsverlust des Magen-Darm-Kanals diesen mit einer Kochsalzlösung, wobei bereits die verdünnte, sogenannte „Ringerlösung" wirksam sein kann.

Es steht also nunmehr fest, daß mit Sicherheit keinerlei gesundheitliche Bedenken gegen die Durchführung der Meerwassertrinkkur in der genannten verdünnten Form bestehen. Vielmehr sind diese Mineralstoffe im Meerwasser zu begrüßen, weil sie die Nahrung ergänzen und einen beachtlichen gesundheitlichen Wert aufweisen. Für die Unbedenklichkeit spricht auch, daß seit 1948 in der Bundesrepublik Deutschland in jetzt 35 Trinkkurhallen Millionen von Menschen diese Trinkkur ohne erwiesene Nebenwirkungen durchgeführt haben. Auch Badeärzte an Nord- und Ostsee haben in diesem Zeitraum nur Positives von therapeutischen Verordnungen berichtet.

Welche Wirkungen Kochsalz therapeutisch ausübt, geht aus folgenden Erkenntnissen hervor: Bei bestehender Pharyngitis (Rachenkatarrh) wird seit jeher in den Lehrbüchern der inneren Medizin die „günstige Anwendung von Trinkkuren in Badeorten wie etwa Ems, Kreuznach, Soden, Reichenhall, Salzbrunn, Salzungen“ empfohlen, bei denen, ähnlich wie im Nordseewasser, in erster Linie Natriumchlorid einen Hauptbestandteil der Mineralquellen darstellt. Die NaCl-Spülung von entzündlichem oder eitrigem Gewebe gehört mit zu den Domänen der Meerwasser-Anwendung. Im Bereich der Diätetik von Magen- und Darmkrankheiten wird die „Magenspülung nüchtern mit NaCl“ regelmäßig als eine Möglichkeit bei chronischer Gastritis, bei Zeichen von Stagnation oder Gärung empfohlen. In der Chirurgie (vgl. S. 145) ist bei atonischen (erschlafften) Zuständen, z.B. nach Operation des Magen- oder Darmtraktes, die Zufuhr einer Kochsalzlösung unmittelbar in den betroffenen Schleimhautbereich seit langem als erfolgreich bekannt und kann die atonischen Zustände beseitigen. Zur Unterstützung wird gelegentlich auch eine Infusion mit Kochsalzlösung vorgenommen, um eine drohende Atonie zu bekämpfen.

Infolge von Schweißverlusten kann es zum Versiegen der Salzsäuresekretion im Magen kommen. Da die Magensäure aus Salzsäure (HCl) besteht, wird dem Magensaft meist Chlorid entzogen und geht als Bestandteil des Kochsalzes im Schweiß verloren. Die Folge ist eine Sub- oder Anazidität (Ausfall oder Minderproduktion), die besonders im fortgeschrittenen Alter gefährlich sein kann, wenn sie infolge Salzsäuremangels eine ungenügende Desinfektion von Nahrungsmitteln und aufsteigende Infekte des Magen-Darmtrakts heraufbeschwört. Auch die vielfältigen anderen Aufgaben der Salzsäure im Magen, wie die Denaturierung der Eiweiße mit Hilfe von Pepsin, die Reduktion von Eisen in eine resorbierbare Form, die Aktivierung des intrinsic factor usw. werden unter Umständen gestört.

Derartige Zustände können im Rahmen der Meerwassertrinkkur, besonders in warmen Monaten, günstig beeinflußt werden.

Die Zufuhr von Natriumchlorid in Kombination mit Magnesiumsulfat oder Natriumsulfat steigert die abführende Wirkung der beiden genannten Mineralsalze. In hohen Dosen aufgenommen, bewirkt Kochsalz eine so starke Steigerung, daß hieraus Erbrechen resultiert. Bei bestimmten Vergiftungserscheinungen wird deshalb gezielt eine konzentrierte Kochsalzlösung verabreicht, um Erbrechen auszulösen.

Da es sich bei der Aufnahme von Meerwasser um eine hypertonische Lösung handelt, ist die Ausscheidung im Urin mit einer gesteigerten Diurese kombiniert. Insofern sind der Aufnahme hochkonzentrierter Salzlösungen stets Grenzen gesetzt, da sonst eine Dehydratation (Entwässerung) mit nachfolgenden Krämpfen und Tod auftreten könnte. Bei der Dosierung, wie sie für die Meerwasser-Trinkkur gewählt wird, besteht diese Gefahr freilich nicht. Sie ist jedoch bei Schiffbrüchigen bekannt, denen kein Trinkwasser zur Verfügung stand, und die größere Mengen Meerwassser tranken. Als Folge traten durch die abführende Wirkung von Magnesium und Natriumsulfat Durchfälle mit zusätzlichen Wasserverlusten ein, außerdem eine Gewebsentwässerung wegen des hohen Kochsalzgehalts und der Ausscheidung im Urin.

Elemente	1 Tagesportion = 400 ml trinkfertig verdünntes Meerwasser enthält		1 kg (etwa 1 l) trinkfertig verdünntes Meerwasser enthält	
	mg	mval	mg	mval
Natrium	1079	46,9	2698	117,3
Magnesium	131,4	10,8	328,5	27,0
Kalium	39,5	1,01	98,8	2,53
Kalzium	41,3	2,06	103,3	5,15
Sulfat	271	5,64	678	14,1
Chlorid	1945	54,9	4863	137,3
Fluorid	0,12	0,0063	0,3	0,016
Jodid	0,005	0,00004	0,0125	0,0001

Tab. 18: Zusammensetzung des verdünnten Meerwassers für die Trinkkur. Grundlage: Meerwasser-Analyse durch das Institut Fresenius vom November 1982 (vgl. Anhang).

Kontraindikationen zur Meerwassertrinkkur

Absolute Kontraindikation gegen die Aufnahme von Kochsalz im Rahmen einer Meerwasser-Trinkkur ist jede Form des Bluthochdrucks, gleichgültig, ob er als symptomatischer Bluthochdruck von anderen Krankheiten (z. B. der Niere, von Nebennierenrindentumoren usw.) herrührt, oder ob es sich um sogenannten „essentiellen" Bluthochdruck handelt. Gleichfalls Gegenanzeigen sind alle krankhaften Wasseransammlungen (Ödeme) infolge von Herzkrankheiten, in Form von Ascites bei Leberkranken oder bei Venenentzündungen in den Beinen (Thrombophlebitis). Keine Kontraindikation ist bestehendes Übergewicht, da weder Kochsalz noch Wasser einen kalorischen Wert haben. Deshalb beruht Gewichtsabnahme, die durch Anwendung der Sauna oder durch kochsalzarme Kost erzielt wird, nicht etwa auf der Abnahme von Körperfett, sondern nur auf dem vorübergehenden Verlust von Kochsalz und Wasser, der rasch wieder ergänzt werden kann.

Weitere Kontraindikationen gegen die Zufuhr von Kochsalz im Rahmen einer Meerwassertrinkkur sind Schwangerschaft, eventuell Migräne, Nierenkrankheiten, besonders mit Niereninsuffizienz, Urämie, Eklampsie, eventuell bestimmte Fälle von Epilepsie. Auch ist bekannt, daß einige Allergien durch Kochsalzzufuhr gesteigert und durch Kochsalzentzug gebessert werden können. Zu den Kontraindikationen gehört darüber hinaus die Hyperazidität (Übersäuerung) bei Magenschleimhautentzündungen und Magen- und Zwölffingerdarmgeschwüren.

Appetitlosigkeit, Völlegefühl und Blähungen lassen sich in der Regel günstig beeinflussen.

Der Irrtum mit den Risikofaktoren und dem Herzinfarkt

Wie ungemein vorsichtig man sogenannte „Risikofaktoren" bewerten muß (dies gilt für den Kochsalzgenuß und Bluthochdruckentstehung), zeigt folgender Irrtum, den ich Anfang 1983 entdeckte. Weltweit wird der Bluthochdruck mit als wichtigster

„Risikofaktor“ für die ständige Zunahme der Sterbefälle an Herzinfarkt bzw. an Versagen der Herzkranzgefäße (= „ischämische Herzkrankheiten“) verantwortlich gemacht. Die Liga zur Bekämpfung des Hochdrucks veranstaltet gegen den angeblichen Verursacher, den Kochsalzkonsum, eine weltweite Kampagne, u.a. um die steigende Herzinfarktmortalität zu bekämpfen. Millionenbeträge sind in aller Welt in große Studien investiert worden, bei denen die Lebensweise der Menschen, ihr Kochsalzkonsum und Fettverzehr usw. verändert wurden, um dem Übel auf den Grund zu kommen; bisher leider ohne überzeugenden Erfolg.

Jahr	Gesamtsterbefälle MÄNNER	0 – 65 Jahre	65 – 75 Jahre	über 75 Jahre
1952	16.273	7.010 (43,1%)	5.698 (35,0%)	3.565 (21,9%)
1954	20.221	9.037 (44,7%)	6.734 (33,3%)	4.450 (22,0%)
1958	31.703	14.226 (44,8%)	10.272 (32,4%)	7.210 (22,7%)
1961	36.631	16.788 (45,8%)	11.783 (32,2%)	8.060 (22,0%)
1965	47.092	20.299 (43,1%)	16.071 (34,1%)	10.722 (22,7%)
1968	63 190	20.356 (32,2%)	23.614 (37,4%)	19.220 (30,4%)
1973	69.172	19.625 (28,4%)	26.433 (38,2%)	23.114 (33,4%)
1978	76.629	18.740 (24,5%)	28.156 (36,7%)	29.733 (38,8%)
1979	70.210	17.778 (25,3%)	26.302 (37,5%)	26.130 (37,2%)
1981	73.188	18.723 (25,6%)	25.323 (34,6%)	29.142 (39,8%)

Jahr	Gesamtsterbefälle FRAUEN	0 – 65 Jahre	65 – 75 Jahre	über 75 Jahre
1952	8.932	2.321 (26,0%)	3.480 (39,0%)	3.131 (35,1%)
1954	11.318	2.898 (25,6%)	4.470 (39,5%)	3.946 (34,9%)
1958	16.807	4.039 (24,0%)	6.425 (38,2%)	6.343 (37,7%)
1961	20.623	4.845 (23.5%)	7.881 (38,2%)	7.897 (38,3%)
1965	25.168	5.499 (21,8%)	9.637 (38,3%)	10.032 (39,9%)
1968	37.010	5.625 (15,2%)	12.447 (33,6%)	18.938 (51,2%)
1973	52.595	5.723 (10,9%)	15.512 (29,5%)	31.360 (59,6%)
1978	64.899	5.078 (7,8%)	17.261 (26,6%)	42.560 (65,6%)
1979	54.825	4.776 (8,7%)	16.215 (29,5%)	33.834 (61,7%)
1981	58.898	4.949 (8,4%)	15.702 (26,7%)	38.247 (64,9%)

Tab. 19: Sterbefälle an „ischämischen“ Herzkrankheiten (ICD 410 – 414) (= Krankheiten der Herzkranzgefäße).
Lit. „Daten des Gesundheitswesens“ und „Gesundheitswesen der BRD“. Die prozentuale Berechnung bezieht sich auf die jeweiligen Gesamtsterbefälle.

Ich entdeckte, daß bei uns die absolute Zunahme der Sterbefälle an Koronarkrankheiten drastisch nachweisbar ist, aber der Kardinalfehler war, daß offensichtlich kein Forscher eine Aufschlüsselung der Sterbefälle nach Altersgruppen vorgenommen hatte, dann hätte man entdeckt, daß die Zunahme an Sterbefällen in den letzten Jahren sich in allererster Linie auf die höchsten Lebensdezennien (im Sterbealter) konzentrierte, die Sterbefälle der 0 – 65jährigen, die ⅔ der Lebenden ausmachen, jedoch prozentual rückläufig sind. Es war nicht der Kochsalzkonsum ursächlich, sondern man hat die Statistik nicht richtig betrachtet.

Die Zahl der Gestorbenen betrug 1952 = 536398, 1961 = 627561, 1968 = 734061, 1978 = 723218, 1980 = 714117.

Die Bevölkerungszahl betrug 1952 = 50843 Mill., 1961 = 56227 Mill., 1968 = 60165 Mill., 1969 = 61502 Mill., 1978 = 61321 Mill., 1980 = 61658 Mill.

Tabelle 19 zeigt eine auffällige Wende im Sterbegeschehen um 1968. In den Nachkriegsjahren beobachteten wir eine rasche und erschreckende Zunahme von Todesfällen bei den jüngeren Männern im arbeitsfähigen Alter bis 65 Jahren. Anteilig war diese Altersgruppe mit ca. 43,1% – 45,8% am stärksten betroffen. Aus dieser Zeit stammen die Äußerungen, daß immer mehr Menschen im jüngeren Alter vom Koronartod betroffen würden. In der Gruppe der 65 – 75jährigen war ebenfalls eine absolute Zunahme der Sterbefälle von 5.698 auf 23.614 zu beobachten, der prozentual jedoch nur einer Änderung von 35,0% auf 37,4% entsprach. In den höchsten Lebensdezennien (über 75 Jahre) betrug die Zunahme prozentual damals nur 0,8%; absolut gerechnet stiegen die Sterbefälle von 3.565 auf 10.722 (1965).

Und jetzt tritt die bedeutsame Wende ein. In der Gruppe der bis 65jährigen Männer (diese machen ca. ⅔ der Männer aus) geht die Gesamtzahl der Sterbefälle seit 1968 von 20.356 auf 18.723 und von 43,1% (1965) auf 25,6% (1981) zurück. In der Gruppe der 65 – 75jährigen wird der Höhepunkt mit 28.156 Sterbefällen und 36,7% erst um 1978 erreicht; dann sinken auch dort die prozentualen und Gesamtsterbefälle bis 1981 auf 25.323 und 34,6% ab. Sozusagen ganz „unbemerkt“ hat in der Gruppe der über 75jährigen seit 1965 mit 10.722 Sterbefällen (= 22,7%) eine Zunahme bis 1981 auf 29.142 (= 39,8%) stattgefunden.

Daraus resultiert, daß die Zunahme der Sterbefälle an Koronartod insgesamt und insbesondere im höchsten Greisenalter wohl kaum mehr ernsthaft auf das Konto von „Risikofaktoren“ alleine gebucht werden darf, sondern daß im Alter der Koronartod nur dafür Ausdruck ist, daß sich die physiologische und unausweichliche Beendigung menschlichen Lebens durch Kreislauftod insbesondere der Herzkranzgefäße vollzieht. Das heißt nicht, daß wir grundsätzlich den Risikofaktoren keine Bedeutung mehr beizumessen hätten, denn Rauchen, Trinken, Fettsucht usw. sind nicht gesundheitsfördernd. Aber wir müssen je nach Sterblichkeit in den verschiedenen Altersgruppen zu einer völlig neuen Bewertung kommen.

Das „Magnesiummangel-Syndrom“

Magnesium, einer der Hauptwirkstoffe der Meerwassertrinkkur

Bei der Anwendung von Meerwasser ist zu unterscheiden zwischen der Aufnahme durch Trinken und den Wirkungen, die durch äußere Anwendungen wie Inhalationen, Bäder, Meerluft-Aerosole, Meerwasserpackungen, lokale Meerwasseranwendungen auf Wunden usw. entstehen.

Soweit es die Trinkkuren angeht, bei denen immer wieder nach den Ursachen oft so vielfältiger Heilerfolge gefahndet wurde, scheint mir vor allem die Wirkung des Magnesiums von entscheidender Bedeutung. Ich selbst habe bereits 1967 das „Magnesiummangel-Syndrom“ (im Buch „Ernährungswissenschaften, Artikel über das primäre und das sekundäre Magnesiummangel-Syndrom“, Stuttgart, 1968) beschrieben. Zum näheren Verständnis möchte ich nachfolgend diesen wichtigen Heilfaktor im Meerwasser gesondert beschreiben.

Bedarf

Magnesium gehört zu den „essentiellen“ Mineralen und muß durch die Ernährung zugeführt werden. Der Körper kann es nicht selbst synthetisieren. Je höher die Eiweißzufuhr der Ernährung ist, desto mehr Magnesium benötigt der Mensch. Bei einer gegenwärtigen Eiweißzufuhr von ca. 95 g/Tag pro Person werden ca. 290 mg/Tag an Magnesium oder 35 mval benötigt. Da der Eiweißbedarf 0,9 g/1 kg Körper-Idealgewicht beträgt und somit im mittleren Alter ein Mensch von 1,70 m Größe und ca. 70 kg wünschenswertem Gewicht nur 63 g an Eiweiß täglich benötigt, werden also heute mit 95 g Eiweiß hiervon zuviel zugeführt. Bei normaler Eiweißzufuhr eines Menschen mittlerer Größe würden 25 mval an Magnesium pro Tag, das entspricht ca. 200 mg, ausreichen. Da unsere gegenwärtige Ernährung (Abb. 17) durch eine ausgesprochen starke Fettzufuhr und einen deutlichen Rückgang an Kohlenhydraten gekennzeichnet ist (selbst dann, wenn man den Anstieg von reinem Zucker abrechnet), bedeutet die Abnahme an Kohlenhydratträgern, die in erster Linie das wasserlösliche Mineral Magnesium liefern, die Entwicklung einer Fehlernährung, bei der einerseits ein steigender Eiweißverzehr besteht, zum anderen aber aus dem Rückgang an Kohlenhydratträgern und dem damit verbundenen Rückgang der Magnesiumzufuhr eine relative Unterversorgung mit diesem Mineral resultiert. (Der Bedarf in der Schwangerschaft und bei Kindern weicht von diesen Werten ab.)

Vorkommen

Magnesium tritt im Blutserum nur in sehr geringen Mengen um 1,7 bis 2,0 mval/l auf. In der Zelle kommt es mit ca. 40 mval/l als zweithäufigstes Mineral vor – nach Kalium mit 150 mval/l. Es findet sich im Skelett, in der Leber, im Nervensystem, in der Muskulatur und in der Schilddrüse in höherer Konzentration, jedoch läßt es sich auch in nahezu allen anderen Organen nachweisen und spielt im Kohlenhydrat- und Eiweißstoffwechsel sowie bei allen enzymatischen Vorgängen eine bedeutende Rolle.

Störungen der Magnesiumaufnahme

Nicht nur durch überhöhte Eiweißzufuhr kann ein relativer Mehrbedarf durch ungenügende Versorgung mit Magnesium entstehen, sondern auch durch Düngefehler in der Landwirtschaft. Dort ist es in den letzten Jahren zu einem starken Rückgang des Magnesiumanteils im Dünger gekommen, woraus auch ein Rückgang der Magnesiumversorgung bei Pflanzen und Tieren resultiert.

Eine Teilursache des gegenwärtigen Waldsterbens ist meiner Auffassung nach durch Magnesiummangel und die daraus entstehenden Verwertungsstörungen verursacht. Magnesium spielt für das Chlorophyll, das Blattgrün der Pflanze, und damit für die Photosynthese und den gesamten Stoffwechsel eine zentrale Rolle. Bei Magnesiummangel müssen die Pflanzen absterben.

Die berühmte Zitterkrankheit der Kühe durch Magnesiummangel, besonders in Norddeutschland, wo es durch Regengüsse in den Sandböden zu Ausschwemmungen von Magnesium kommen kann, ist bekannt. Auch ein erhöhter Alkoholkonsum führt zur Minderaufnahme von Magnesium. Eine übermäßige Zufuhr des „Gegenspielers" des Magnesiums, des Kalziums, hat ebenfalls Störungen zur Folge. Deshalb kann im Rahmen der eiweißreichen Ernährung, besonders durch unvernünftigen Genuß von Kalziumträgern (alle Milchprodukte), der Magnesiummangel verstärkt werden. Überhöhte Fettzufuhr kann zu Bildung von Magnesiumseifen im Stuhl und unzureichender Versorgung mit diesem Mineral führen. Moderne Konservierungsstoffe wie Oxal- und Benzoesäure beeinträchtigen die Magnesiumresorption. In Ländern mit hohem Kohlenhydratkonsum z.B. durch Gemüse, Obst, Salate etc., wie Italien und Frankreich, deren Böden qualitativ hervorragend und vom Klima und der Sonne verwöhnt sind, wird ebenso wie in Japan eine hohe Zufuhr an Magnesium registriert. Zumindestens fällt auf, daß ausgerechnet in diesen Ländern die niedrigsten Herzinfarkt-Quoten beobachtet werden. Auf die tierexperimentell erwiesene Schutzwirkung von Magnesium gegenüber Kalziumeinlagerungen in den Blutgefäßen, die zu Arteriosklerose und zum Infarkt führen können, werden wir noch eingehen. Ein anderes Extrem von Verarmung der Böden an Magnesium wegen schlechter klimatischer Verhältnisse und einer damit verbundenen Mangelzufuhr an Kohlenhydraten und an Magnesium durch die Ernährung findet sich ausgerechnet in den nordischen Ländern (wie Finnland), die die höchsten Herzinfarktquoten der ganzen Welt aufweisen. In Italien z.B. werden pro Person ca. 407g an Gemüse und 181g an Frischobst täglich verzehrt, in Finnland sind es nur 57g Gemüse und 71g Frischobst.

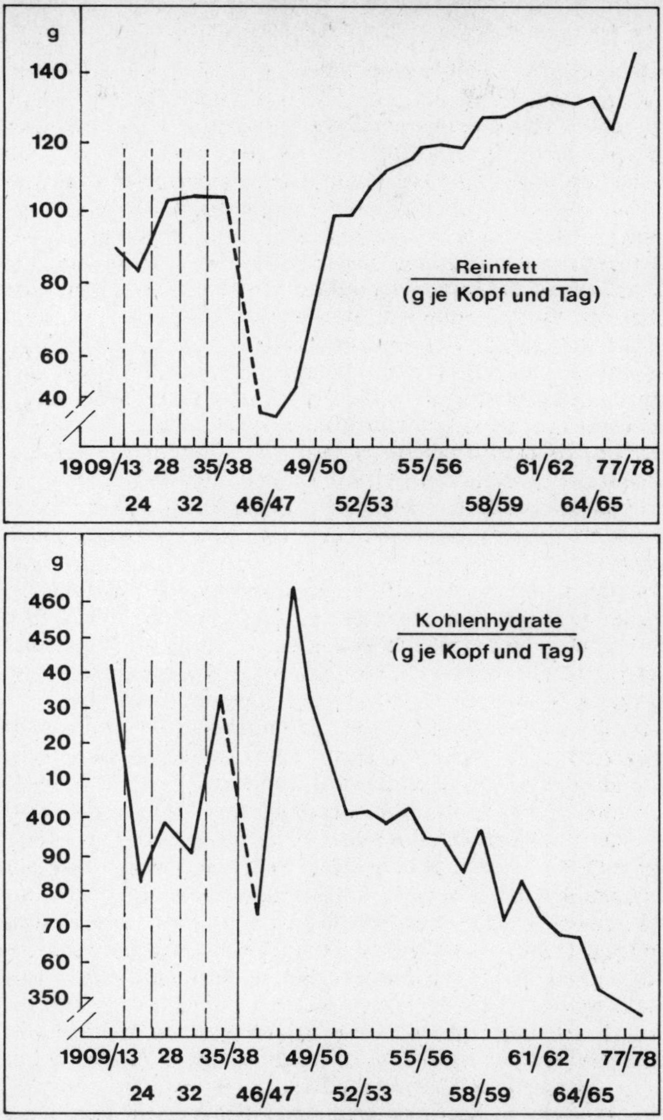

Abb. 17 Die graphische Darstellung zeigt den Verbrauch von Fett und Kohlenhydraten in Deutschland in den letzten Jahrzehnten. Während bereits in den Vorkriegsjahren der Fettanteil gegenüber der Jahrhundertwende zu hoch liegt, wird in der Nachkriegszeit die Mangelernährung durch überhöhte Fettzufuhr aufgeholt. (Aus H. J. Holtmeier in „Pathophysiologie", Stuttgart, und „Diät bei Übergewicht und gesunde Ernährung", Stuttgart.)

Auswirkungen von Magnesiummangel auf den Menschen

Magnesium spielt wie gesagt eine unentbehrliche Rolle im Eiweiß- und Kohlenhydrat-Stoffwechsel, bei der Speicherung von Hormonen der Nebenniere, der Freisetzung von Adrenalin, insbesondere dem Acetylcholin, dem Überträgerstoff des Nervus Vagus. Nach neueren Erkenntnissen scheint Magnesiummangel unter anderem auch einen Risikofaktor für die Entwicklung von Ateriosklerose und Herzinfarkt darzustellen. Hier spielt der Antagonismus von Kalzium zu Magnesium die zentrale Rolle. Hinzu kommt, infolge des überhöhten allgemeinen Fettkonsums (Abb. 17), die überhöhte Zufuhr von Vitamin D als fettlösliches Vitamin. Das beste Modell über die Entstehung einer Arteriosklerose – mit nachfolgender Myokardnekrose (einem Herzinfarkt vergleichbar) – ist das Vitamin D-3-Modell. Das fettlösliche Vitamin D führt zur erhöhten Aufnahme von Kalzium und dessen Anhängung in den Gefäßen. Dieser Prozeß kann durch ausreichende Anwesenheit des „Gegenspielers“ Magnesium aufgehalten bzw. normalisiert werden. Ist das nicht der Fall, so kommt es bei mangelnder Magnesiumzufuhr bereits bei geringfügiger Vitamin D-Überdosierung, über Jahre hinweg betrachtet, zur langsamen Entwicklung einer Arteriosklerose und Koronasklerose bzw. Myokardnekrose. Eine überhöhte Kalziumzufuhr begünstigt diesen Prozeß noch. Im Tierversuch lassen sich bei ausreichender Zufuhr an Magnesium weder Gefäßsklerose noch Myokardnekrose auslösen. Erste Beobachtungen stammen aus dem Jahre 1904 von Lewitzky, sie wurden 1928 bestätigt, von Büchner 1934, von Schrader 1937 und insbesondere von Selyé in Toronto 1940. Diese Wissenschaftler würden unsere heutige Ernährung als „kardiovasopatogene“ Diät (Herzinfarktdiät) definieren. In extremem Umfang besteht sie in den nordischen Ländern, am geringsten in herzinfarktarmen Ländern wie Japan, Italien und Frankreich. Meister und Schumann fanden 1968 bei der Obduktion von Herzinfarkttoten im Herzmuskel einen Gehalt von 21,6 ± 5,4 mg% an Kalzium (erhöht) und von 15,5 ± 4,7 mg% an Magnesium (erniedrigt). Bei Toten ohne Herzinfarkt wurden 11,7 ± 3,9 mg% an Kalzium und 19,2 ± 3,7 mg% an Magnesium ermittelt. Es liegt also eine eindeutige Verschiebung vor, wobei die Kalziumquote beim Infarkt erhöht und das Magnesium erniedrigt ist. Auch die erhöhte Aufnahme von Kalzium in der Nahrung durch verstärkte Zufuhr von Vitamin D fördert bereits eindeutig die Arteriosklerose. Diese Befunde entsprechen auch unseren eigenen Beobachtungen an Herzinfarktkranken, bei denen Magnesium in den ersten Tagen signifikant erniedrigt war und sich dann wieder erhöhte. Bei diesen Patienten standen unter den anderen Risikofaktoren die Hyperlipidämien (Fettstoffwechselstörungen) erst an drittletzter Stelle. Die Rangfolge der übrigen Risikofaktoren: Übergewicht, Nikotin, Bluthochdruck, Zuckerkrankheit, Fettstoffwechselstörungen, Verschiedenes (vgl. Kapitel „Der Irrtum mit den Risikofaktoren und dem Herzinfarkt").

Das Bild des „Magnesiummangel-Syndroms"

Außer der Bedeutung des Magnesiummangels im biochemischen Bereich sind die Folgen der erhöhten, unerwünschten Ausschüttung des Überträgerstoffes Acetylcholin des Nervus Vagus am hervorstechendsten. Er ist einer der beiden Hauptnerven des vegetativen Nervensystems, das alle Organe steuert. Durch Magnesiummangel kommt es zur verstärkten Ausschüttung des Überträgerstoffes und damit zur erhöhten Erregbarkeit des Vagus-Nervs. Man kann die Folgen der Übererregbarkeit nur verstehen, wenn man berücksichtigt, daß es im Organismus eine Reihe autonomer vegetativer Zentren gibt, die nicht der Willensbildung unterliegen, die allenfalls vom Vaguskern des Zentralnervensystem im Gehirn beeinflußt werden können. So kennt man den „Auerbachschen Plexus" im Bauchraum, der eine ganze Reihe von Organen, unter anderem die Darmschlingen, inerviert. Sobald Nahrung aufgenommen wird, melden die Darmschlingen dies dem autonomen Zentrum, das verstärkte Impulse zum Darm sendet, damit sich dieser schneller bewegt und die Verdauungsvorgänge einsetzen. Hier besteht normalerweise eine ausgeglichene Eigen-Rhythmik. Bei einem Magnesiummangel kann jedoch über den Vagus-Nerv eine Übererregbarkeit in diesem autonomen Zentrum eintreten. Als Folge tritt eine stark erhöhte Reizbarkeit auf, oft von Durchfällen, Verkrampfungen und Schmerzen begleitet. Das Wesen des Magnesiummangels besteht darin, daß die Übererregbarkeit in wechselnder Folge immer wieder andere autonome Zentren befällt. Manchmal können auch mehrere dieser autonomen Zentren befallen sein.

Magnesiummangel-Syndrom

I. Cerebrale Form (nervös, depressiv, epileptiform)

Kopfdruck, Schwindel, Verstimmung
Konzentrationsschwäche, Benommenheit
Nervosität, inneres Zittern
Angst, Depressionen, Bewußtlosigkeit, Kopfschmerz (vasculär etc.)
Atemnot (Bronchospasmus)
Hyperreflexie (Tremor), Knipsreflex (")
Positives Elektromyogramm
Chvostek I – III +
Trousseau +
Hyperventilationsversuch +

IV. Viscerale Form

Sphinkterkrämpfe:
Laryngospasmus
Cardiospasmus
Pylorusspasmus
Spasmus Sphinkter Oddi
(Pankreatitis?,
Gallengangdysgenesie,
Cholostase)
Spasmus Anussphinkter
Harnröhrenspasmus
(Pollakisurie)
Übelkeit, Erbrechen
Magen-Darmkrämpfe
(Ulcus ventr. u. duodeni?)
Durchfälle
Uterusspasmen
(Eklampsie?)

Anfall

II. Vasculär stenokardische Form

Stenokardie (Infarkt?)
(Pseudoanginapectoris)

Tachykardie
Herzdruck

Rhythmusstörungen
(Hypotonie)

III. Muskulär tetanische Form

obere Extremität	Hinterkopfschmerz	untere Extremität
Paraesthesien Hände	Nackenkrampf	Oberschenkelkrampf
Taubheit	Schulterkrampf	Wadenkrampf
Kribbeln	Gesichtsmuskelkrampf	Fußsohlenkrampf
Tetanie (Pfötchen-	Paraesthesie	Zehenkrampf
Geburtshelfer	Schnauzkrampf	Paraesthesie
stellung)	Kaukrampf	

Abb. 18 Das Magnesiummangel-Syndrom. Aus: H. J. Holtmeier, Ernährungswissenschaften, Stuttgart, 1968.

Das heute gültige Bild des sogenannten „Magnesiummangel-Syndroms“, das in dieser Form erstmals 1967 von mir beschrieben wurde (Ernährungswissenschaften, Stuttgart, 1968), läßt sich in vier Haupttypen einteilen (Abb. 18):

Zerebrale Form (nervös, depressiv, epileptiform)

Die Patienten klagen anfallsweise über das Auftreten von Kopfschmerzen, Schwindel, Verstimmung (Migräne), Konzentrationsschwäche, Benommenheit, inneres Zittern, Nervosität; gelegentlich treten nach Angstzuständen auch leichte Depressionen auf. Infolge der überhöhten Erregbarkeit im Blutgefäßsystem kann es zu Verkrampfungen mit Durchblutungsstörungen kommen, in deren Folge kurzfristig anfallsweise Bewußtlosigkeit auftritt. Das Bild wird häufig mit einer Epilepsie verwechselt. Menschen erleiden während eines Spaziergangs in der Stadt plötzlich einen Bewußtlosigkeitsanfall, verletzen sich unter Umständen, werden in eine Nervenklinik eingeliefert, wo aber alle Untersuchungen erfolglos bleiben. An einigen Tagen berichten Kranke, daß sie sich völlig arbeitsunfähig fühlen („Balken vor dem Kopf“), obwohl sie wissen, daß sie nicht krank sind. Sie werden dann mit modernen Psychopharmaka behandelt, die die Übererregbarkeit dämpfen, aber nicht deren Ursache behandeln. Typisch ist das Kommen und Gehen der Beschwerden über Wochen und Monate. Gelegentlich suchen die Betroffenen mehrere Nervenkliniken auf, ohne daß die Ärzte einen krankhaften Befund finden und als Notlösung von vegetativer Dystonie sprechen.

Viserale Form (Magen-Darmform)

Die befallenen Personen berichten über gelegentliches Auftreten von Übelkeit und Erbrechen, Verkrampfungserscheinungen im Bereich der Speiseröhre. Vielfach treten Durchfälle auf. Wird die neuromuskuläre Übererregbarkeit sehr stark, so kann sogar ein Dauerspasmus auftreten und der Durchfall kurzfristig in Verstopfung übergehen. Einige Kranke berichten über Neigung zu Verkrampfungen des Afterschließmuskels. Im Bereich des gesamten Magen-Darm-Traktes können solche Verkrampfungen auftreten, so daß z. B. der Abfluß von Gallesaft bzw. der Schließmuskel betroffen sind. Wenn Gallenblase und Bauchspeicheldrüse denselben Ausgang und denselben Schließmuskel haben, kann dies kurzfristig das Bild einer Bauchspeicheldrüsenentzündung vortäuschen. Da an das autonome Zentrum auch die Niere mit ableitenden Harnwegen angeschlossen ist, kann es zu Verkrampfungen der Harnwege führen. Dies tritt besonders häufig in der Schwangerschaft auf – bei Personen, die nie Nierensteine hatten, aber durch den Verbrauch von Magnesium bei der Reifung des Embryos plötzlich Magnesiummangel bekommen. Häufig wird bei jungen Frauen in der Schwangerschaft die Fehldiagnose des Verdachtes auf Nierensteine gestellt, obwohl Magnesiummangel vorliegt.

Vaskulär-stenokardische Form (Herzform)

Magnesiummangel kann das Bild des Herzkranzgefäß-Krampfes vortäuschen. Besonders typisch ist das Auftreten von anfallsweisem Herzjagen und unangenehmen Herzrhythmusstörungen. Auffällig ist die häufige, noch unklare Verbindung mit niedrigem Blutdruck. In seiner Not sucht der Kranke Herzspezialisten auf, obwohl alle Untersuchungen zu keiner Klärung führen, wenn nicht an Magnesiummangel gedacht wird.

Muskulär-tetanische Form

Aufgrund des physiologischen Reaktionsvermögens reagiert die sogenannte „glatte" Muskulatur des Organismus (diejenige, die auf bewußte Impulse nicht anspricht) ungleich empfindlicher als die „quergestreifte" Muskulatur, die dem Willen unterworfen ist (z.B. Biceps). Aus diesem Grunde sind auch die muskulär-tetanischen Verkrampfungszeichen ungleich schwächer und oft nur angedeutet, trotzdem lassen sie sich fast immer beobachten. Sie zeigen sich besonders durch anfallsweises Auftreten von Wadenkrämpfen, Fußsohlenkrämpfen im Wechsel mit Hinterkopfschmerzen infolge von Krämpfen entlang der Wirbelsäule – vor allem der Halswirbelsäule mit Nakkenkrampf. Auch werden wegen Durchblutungsstörungen von Magnesiummangel bedingte Krämpfe der Arterien mit Taubheitsgefühl und Kribbeln in den Händen beobachtet. Gelegentlich sind die Hände weiß-bläulich (wie abgestorben) gefärbt, infolge der ausgeprägten Mangeldurchblutung. Im französischen

Schrifttum spricht man auch von einem „Spasmophilie-Syndrom“, weil die Neigung zu Krämpfen im Vordergrund steht. Wie bereits erläutert, werden abwechselnd verschiedene Nervenzentren, manchmal auch mehrere Zentren gleichzeitig betroffen. So konsultiert der Kranke vielleicht eine Zeitlang wegen Beschwerden im Magen- und Darmtrakt einem Gastroentrologen, der ihm nicht helfen kann. Wenn Herzbeschwerden mit lästigen Rhythmusstörungen usw. auftreten, sucht er den Herzspezialisten auf, der vielleicht von einem Kollegen erfährt, daß derselbe Patient schon einige Wochen in einer Nervenklinik gelegen hat, wegen anfallsweise auftretender Depressionen, Benommenheit, Schwindel etc. Eines Tages kommt er mit völlig neuen, ihm unbekannten Erscheinungen zum Orthopäden und klagt über Wadenkrämpfe, Muskelkrämpfe im Nacken oder in den Händen. So gibt es einige Kranke, die im Laufe der Zeit zahlreiche Ärzte konsultieren, ohne daß ihnen geholfen wird. Spätestens nach einigen Monaten vermerken die Ärzte vielleicht, nach gegenseitiger Konsultation, daß sie es offensichtlich mit einem Kranken zu tun haben, dem „nichts fehlt“. Gehässige Diagnostiker notieren auf der Krankenkartei „vegetatives Würstchen“ und sind von Stund an freundlich gegenüber dem Leidgeplagten, der eben eine „vegetative Dystonie“, eine „Vagotonie“, oder wie man das auch bezeichnen mag, zu besitzen scheint. Überall werden die Kranken freundlich abgewimmelt, niemand kann ihnen helfen, weil niemand an das „Magnesiummangel-Syndrom“ gedacht hat. Der Magnesiummangel hat uns das erste Mal gelehrt, besser zu verstehen, was eine „vegetative Dystonie“ ist, nämlich der wechselhafte Befall großer autonomer Zentren des vegetativen Nervensystems, in deren Folge die Zustände der Übererregbarkeit allerorten sichtbar werden. So erklärt sich der wissenschaftlich gesicherte Zusammenhang, daß ein Kranker durchaus an einem Tag Herzbeschwerden, später depressive, epilepsieähnliche Zustände haben kann, dann wieder Magenbeschwerden, dann Verkrampfungen der Waden oder Kribbeln und Taubheit in den Händen. Ein ständig wechselndes Bild, das sich über viele Jahre hinziehen kann. Und trotzdem läßt sich hinter alldem ein System erkennen. Nun wäre es völlig falsch, wollte man allein dem Magnesiummangel das Auftreten der weitverbreiteten vegetativen Dystonie zuschieben. Es gibt noch eine Reihe anderer Ursachen, wie Veranlagung oder allgemein übererhöhte Erregbarkeit im vagusinervierten Gebiet. Aber auch äußere Einflüsse (Erregung) können auf das Zentralnervensystem einwirken.

Auf einmal verstehen wir, warum eine von außen herbeigeführte Erregung bei einem Unfall oder bei Trauer auch über den Vagus-Nerv Übelkeit, Erbrechen, Durchfall, Herzkranzgefäßkrämpfe, Depressionen, innere Unruhezustände usw. auslösen kann. Das bekannte Bild des situationsbedingten Schocks, von Studenten im Examen, die sich auf einmal an „nichts mehr" erinnern können, oder bei älteren Menschen im Zeugenstand, die völlig hilflos wirken, gehört ebenfalls hierher.

Störungen in einigen anderen Organbereichen durch Magnesiummangel

Auf dem Gebiet der Urologie kommt es bei ausreichender Zufuhr von Magnesium nur selten zur Bildung von kalziumhaltigen Nieren- oder Gallensteinen. Magnesium als „Gegenspieler" des Kalziums verhindert dessen Ausfällung. Deshalb nennen seit altersher Ärzte bei magnesiumhaltigen Heilquellen Erkrankungen der Niere und der abführenden Nierenwege als Behandlungsindikation. Dies betrifft die Verhinderung von Nierensteinen, die günstige Beeinflussung von Verkrampfungen der abführenden Nierenwege und der Minderdurchblutung der Niere durch Spasmen.

In der Chirurgie können hochgradige Leibkrämpfe das Auftreten einer Bauspeicheldrüsenentzündung vortäuschen, die gelegentlich sogar unnötig operiert wird.

Im Bereich der Hals-, Nasen-, Ohrenheilkunde können Schwindelzustände infolge von Durchblutungsstörungen auftreten.

In der Kinderheilkunde kann das Bild des Pylorusspasmus (Krampf am Magenausgang) infolge angeborener Magnesium-Minderaufnahme familiär erblich beobachtet werden.

Besonders wichtig ist der Bereich der Frauenheilkunde. Gebärmutter, Ovarien, Vagina und Mamme weisen einen hohen Magnesiumgehalt auf. Durch Magnesiummangel kann es während der periodischen Blutungen zur schmerzhaften Gebärmutter-Kontraktion kommen, die von Erbrechen, Wadenkrämpfen und allgemeinen, vegetativen Beschwerden begleitet wird. In der Literatur wurde als Folge von Magnesiummangel vorzeitiger Abort (Krampf der Gebärmutter) beschrieben, außerdem langjährige Sterilitäten durch Verkrampfungen mit Hinderung des Eiausstoßes, besonders wenn zusätzliche Neigung zu Nervosität vorlag.

Im Tierversuch kommt es zum Auftreten von Mißbildungen, wenn unzureichende Magnesiummengen im Futter schwangerer Tiere vorhanden waren. Wegen der zentralen Rolle des Magnesiums in der Eiweißsynthese wird vermutet, daß Magnesiummangel zu einer gestörten Eiweißsynthese und deshalb zu Mißbildungen führen kann. Zur Behandlung der Eklampsie ist u.a. die Gabe von Magnesiumsalz heute mit eine bevorzugte Methode. Die langjährige Verwendung von Antibabypillen führt zu einer Verschiebung der Magnesiumkonzentration aus dem Blutserum in die Zelle, in deren Folge formiert Neigung zu Thrombosen, aber auch Herzkranzgefäßerkrankungen auftreten kann. Zum Teil wird deswegen das heute bekannte, formierte Auftreten von Venen-Thrombosen der Beine und von Herzinfarkten bei jungen Frauen, die die Antibabypille einnehmen, auf diesen Mechanismus zurückgeführt. Es gehört zu den Widersprüchen der Medizin, daß heute in diesen Bereichen trotzdem kaum Magnesiumersatz, schon gar nicht bei schwangeren Frauen, verordnet wird. Bereits in den ersten Monaten sinkt der Magnesiumspiegel zum Teil gefährlich – signifikant – unter die Norm ab, weil für die Bildung von kindlichem Gewebe, Fruchtwasser und Plazenta erhebliche Magnesiummengen benötigt werden. Trotzdem ist heute eine ärztlich regelmäßig verordnete prophylaktische Magnesiumtherapie fast unbekannt. Der Genuß von Mineralwasser oder Heilwasser mit hohem Magnesiumgehalt böte sich hier geradezu an.

Es sei noch kurz darauf hingewiesen, daß bei einer Reihe von Krankheiten der Niere, der Leber (z.B. Schrumpfleber) u.a. auch Symptome des „Magnesiummangel-Syndroms" auftreten können.

Um es noch einmal allgemeinverständlich zu sagen: Die Zufuhr von Magnesiumsalzen dämpft und beruhigt. Früher wurde das Mineral als Narkosehilfsmittel benutzt, bevor es Curare gab. Sein großer Gegenspieler ist das Kalzium, das erregt. Deswegen führt die Kombination eines Herzmittels mit Kalzium unter Umständen zu einem Sekunden-Herztod und gilt als Kunstfehler. Das gleiche Herzmittel, mit Magnesium verabreicht, bewirkt keine Störung. Magnesiumsalze gehören deshalb mit zu den wirksamsten, durchblutungsfördernden, aber auch Herzrhythmusstörungen beruhigenden Mitteln – auch dann, wenn diese als Folge der Einnahme von Digitalis oder Strophantin auftreten.

Behebung von Magnesiummangel durch die Meerwasser-Trinkkur

Aus diesen Ergebnissen geht hervor, wie wichtig und wahrscheinlich auch weit verbreitet das „Magnesiummangel-Syndrom“ ist. Da Magnesium wasserlöslich ist und in erster Linie durch die Hauptträger der „essentiellen“ Mineralstoffe, nämlich die Kohlenhydratträger, zugeführt wird, ist also allgemein die ausreichende, ausgewogene Zufuhr von Obst, Gemüse, aber auch Getreideprodukten und Hülsenfrüchten die Forderung an eine gesunde Ernährung. Besonders magnesiumreich, aber auch hoch kalorisch, sind Weizenkeime, Sojabohnen, Roggen, Weizenmehl, Haferflocken, Vollmilchschokolade, Erbsen, Erdnüsse usw. (s. Tab. 20). Hierüber geriet oft in Vergessenheit, daß es heute Möglichkeiten gibt, durch die Meerwasser-Trinkkur in idealer Weise Magnesium zuzuführen, mit dem großen Vorteil, daß hierdurch keine zusätzlichen Kalorien aufgenommen werden. Insbesondere bei Übergewichtigkeit wird also der Ernährungsfahrplan nicht durch erhöhte Nahrungsaufnahme belastet. Die Höhe des Magnesiumgehaltes im verdünnten Meerwasser (400 cm^3/Tag) bei der Trinkkur ist vergleichbar mit dem Magnesiumgehalt einer Reihe therapeutisch wirksamer, magnesiumhaltiger Medikamente. Moderne medikamentöse Magnesiumgranulate enthalten eine Einzeldosis von 100 bis 300 mg Magnesium. Zur Behandlung des „Magnesiummangel-Syndroms“ reichen nach ärztlichen Erfahrungen Gaben zwischen 100 bis 300 mg täglich über einen längeren Zeitraum aus. Die Aufnahme von 127 mg Magnesium täglich mit 400 cm^3 verdünntem Meerwasser müßte zur Behebung von Magnesiummangelzuständen absolut ausreichen. Hierbei empfiehlt sich in jedem Fall eine Kur über ca. 1 – 2 Monate, da die intrazellulären Magnesiumverluste nur langsam ersetzt werden können. Magnesium und Kalzium sind von Natur aus sogenannte Stuhlionen und werden nur zum Teil resorbiert, d.h. in die Zellen aufgenommen. Bei Mangelzuständen kann die Resorptionsquote jedoch höher liegen. Im Verhältnis zu der gewichtigen Magnesiumwirkung gilt, daß der Kalziumgehalt des

Meerwassers mit 40 mg/kg in relativ geringer Konzentration vorliegt und nicht stören kann. Hierdurch dürfte eine maßgebliche Wirkung von Kalzium entfallen.

Mit einem Gehalt von 127 mg Magnesium in ca. 400 cm^3 verdünntem Meerwasser werden bei einer ausgeglichenen Eiweißernährung mit einer Zufuhr von 60 bis 70 g pro Tag ca. 70% des Magnesiumbedarfs gedeckt (bei einem Bedarf von ca. 200 mg Magnesium). Selbst bei der heute üblichen überhöhten Eiweißzufuhr von etwa 95 g am Tag würden mit 127 mg Magnesium noch ca. 50% des gesamten Tagesbedarfs gedeckt. Einen derart hohen Magnesiumgehalt könnten 100 g eines Nahrungsmittels nur in Ausnahmefällen erreichen.

Nahrungsmittel	mg	mval	Nahrungsmittel	mg	mval
Bierhefe	231	19,00	Kakao	414	34,05
Vollmilchpulver	112	9,21	Cashewnüsse	267	21,96
Magermilchpulver	111	9,13	Erdnüsse geröstet	182	14,97
Bäckerhefe	59	4,85	Mandeln süß	170	13,98
Vollei getrocknet	41	3,37	Paranüsse	160	13,16
Kondensmilch 10% F.	35	2,88	Pistazien	158	12,99
Käse (i. Durchschn.)	32	2,64	Haselnüsse	156	12,83
			Walnüsse	129	10,61
Seezunge	73	6,00	Schokolade	104	8,55
Leng	62	5,10	Maronen	45	3,70
Steinbutt	45	3,70	Kokosnuß	39	3,21
Hering	31	2,55			
Makrele	31	2,55	Feige getrocknet	70	5,76
Scholle	31	2,55	Rosinen getrocknet	65	5,35
Rotbarsch	29	2,38	Pfirsich getrocknet	54	4,44
Lachs	29	2,38	Aprikose getrocknet	50	4,11
Heilbutt	28	2,30	Dattel getrocknet	50	4,11
Forelle	27	2,22	Pflaume getrocknet	32	2,63
Seelachs	23	1,89	Apfel getrocknet	29	2,38
Hecht	25	2,06			
Kabeljau	25	2,06	Sojamehl	235	19,33
			Bohne weiß	132	10,86
Heringsfilet			Erbse reif geschält	116	9,54
in Tomatensoße	61	5,02	Linsen	77	6,33
Ölsardinen	52	4,28			
Salzhering	39	3,21	Mangold	65	5,35
Matjeshering	35	2,88	Spinat	58	4,77
Schillerlocken	34	2,80	Schnittlauch	44	3,62
Makrele geräuchert	33	2,71	Kohlrabi	43	3,53
Bückling	32	2,63	Petersilie	41	3,37
Lachs in Öl	30	2,50	Sauerampfer	41	3,37

Nahrungsmittel	mg	mval	Nahrungsmittel	mg	mval
			Löwenzahn	36	2,96
Speisekrabbe	67	5,51	Knoblauch	36	2,96
Flußkrebs	48	3,95	Kresse	34	2,80
Austern	45	3,70	Meerrettich	33	2,71
Muscheln	36	2,96	Erbse grün	33	2,71
Hummer	22	1,81	Grünkohl	31	2,55
			Artischocke	26	2,14
Weizenkleie	590	48,52	Kartoffeln	25	2,06
Weizenkeime	336	27,63	Bohnen grün	25	2,05
Hirse	170	13,98			
Gerstenmehl	155	12,75	Banane	36	2,96
Haferflocken	139	11,43	Himbeeren	30	2,47
Hafermehl	131	10,77	Avocado	30	2,47
Reis unpoliert	119	9,79			
Gerstengrütze	119	9,79			
Hafergrütze	71	5,84			
Roggenmehl T 1150	67	5,51			
Buchweizenmehl	48	3,95			
Eierteigwaren	67	5,51			
Buchweizengrütze	48	3,95			
Maismehl	44	3,62			
Gerstengraupen	37	3,04			
Knäckebrot	68	5,59			
Weizenvollkornbrot	59	4,85			
Roggenvollkornbrot	45	3,70			

Magnesiumbedarf pro Tag:

	mg	mval
DGE*	220 – 260	18 – 21
FNB (USA)	300 – 350	25 – 29
Tables Randoin (Frankreich)	250 – 350	21 – 29

bei 95 g Protein-zufuhr = 400 – 500 mg = 33 – 41 mval } Magnesium

* Deutsche Gesellschaft für Ernährung

Tab. 20 Magnesiumgehalt von Nahrungsmitteln, in 100 g. (nach Holtmeier, H. J., Diät bei Übergewicht und gesunde Ernährung, Stuttgart, 1981, 7. Aufl.).

DIE HEILENDE WIRKUNG DES MEERES BEI KRANKHEITEN

Die möglichen Heilwirkungen der vielfältigen Faktoren, die an der See auf den Menschen einwirken, sind schematisch in Abb. 20 dargestellt. Deshalb sprechen wir in diesem Kapitel der Einfachheit halber allgemein von der „Heilwirkung des Meeres“, worunter wir diese mannigfachen Einflüsse zusammenfassen. Nachfolgend möchte ich einige typische Krankheitsgruppen herausgreifen, für deren Besserung und Heilung der Aufenthalt am Meer seit jeher die Domäne war. Hier steht die Wirkung der Meereseinflüsse einzigartig da und ist auch heute, im Zeitalter moderner Medikation, nicht in Frage gestellt. Im Vergleich zu den hohen Kosten von Medikamenten und den Gefahren von Nebenwirkungen und Gesundheitsschäden ist die Heilwirkung des Meeres wie jede Form der Diät (hierunter verstand

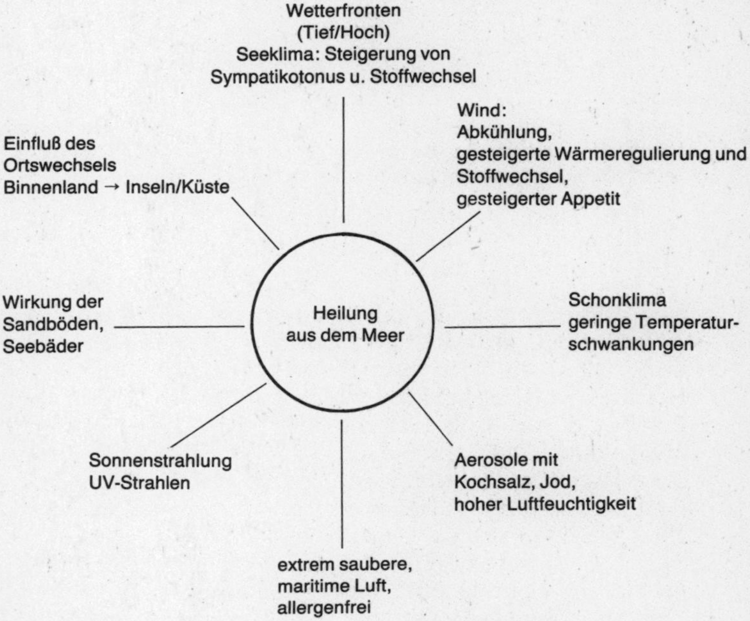

Abb. 20 zeigt schematisch die verschiedenen Heilfaktoren, die sich bei einem Aufenthalt am Meer summieren.

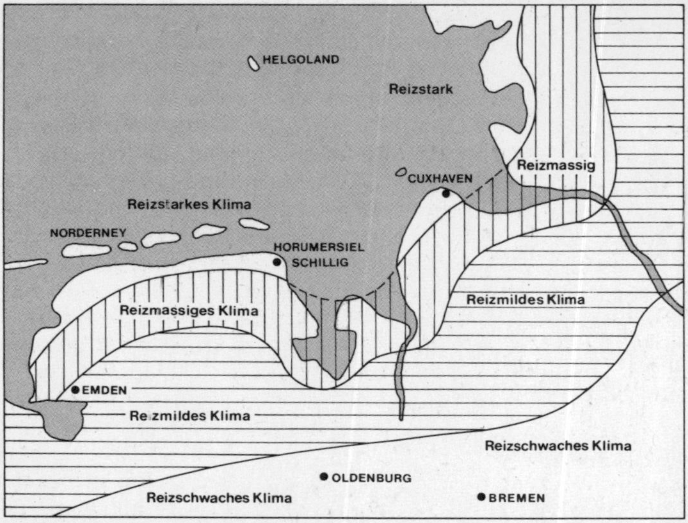

Abb. 21 zeigt die unterschiedlichen Zonen mit starkem, mittlerem und schwachem Reizklima an der Nordsee. (Abb. nach Heft 7, Schriftenreihe der Forschungsgemeinschaft für Meeresheilkunde).

man früher übrigens die Lehre von der richtigen „Lebensweise“) nicht nur hochwirksam, sondern auch absolut ungefährlich, sofern man nicht unvernünftig übertreibt. Auch für den Heilungssuchenden am Meer gilt der Spruch des Theophrastus Bombastus von Hohenheim, genannt Paracelsus, über das Maßhalten: „All Ding sind Gift, und nichts ohne Gift – allein die Dosis macht, daß ein Ding kein Gift ist.“ Auf die Meerestherapie bezogen, würde dies heißen: Ich darf alles anwenden, aber immer vorsichtig, langsam und in richtiger Dosierung. Jede Unvernunft und Übertreibung wird mir schaden, nicht helfen. Im übertragenen Sinne gilt dieser Spruch auch als Lebensweisheit in allen anderen Situationen, in denen wir Menschen nicht maßhalten können, ob es sich nun um Alkohol, Nikotin, Bewegungsmangel, Übergewicht oder andere Dinge handelt.

Krankheiten der Bronchien und der Lunge

Die Ursache dieser Krankheiten kann verschiedenen Ursprungs sein. Bei der akuten und chronischen Bronchitis handelt es sich um eine Schleimhautentzündung z. B. durch Bakterien, als Folge von Nikotinmißbrauch (Raucherlunge), durch eingeatmete Umweltgifte (schlechte Luftverhältnisse in Industriegebieten und Großstädten). Jede akute Entzündung kann bei sachgerechter Behandlung abklingen, andernfalls aber in eine chronische Entzündung übergehen, die oft nur schwer beeinflußbar ist. Bei langanhaltenden chronischen Prozessen können sich die Bronchien erweitern, Eitersäckchen entstehen (dauernder Husten mit eitrigem Auswurf ist verdächtig) und so Bronchiektasen bilden. Auch nach einfachen Infekten, z. B. Grippeerkrankungen mit Beteiligung der Luftwege, kann sich ein solcher Zustand bilden. Beim Lungenemphysem, meist altersbedingt, kommt es zu einem Weitstand des Brustkorbs mit geringer Atembeweglichkeit, in deren Folge sich leicht Bronchialinfekte bilden können. Trotz moderner Medikamente, mit denen man meistens den akuten Zustand rasch bessern kann, ist bei diesen Krankheiten unverändert die „Heilwirkung des Meeres“ von großer Bedeutung, bei der viele Einzelfaktoren zusammenwirken (Abb. 20), insbesondere aber die Einatmung der Aerosole der Meeresluft mit ihrem Gehalt an Kochsalz und Jod. Hinzu kommt die extreme Reinheit der Luft, die bakterizide Wirkung des Meerwassers, seine Reize auf die Durchblutung der Schleimhäute, die Stärkung der allgemeinen Abwehrkräfte (Abhärtung durch Meerbäder), so daß rasche und meist langanhaltende Gesundung erzielt wird. Unterstützen kann man den Erfolg noch durch Meerwasserinhalationen in den Kureinrichtungen und eine Meerwassertrinkkur. Bei Jugendlichen mit Veranlagung zu Brochitiden kann eine Kur an der Nordsee, besonders auf den Inseln mit ihrem starken Reizklima, oft für Monate die Anfälligkeit für solche Krankheiten verhindern oder sie sogar vollständig heilen.

Allergische Prozesse

Die Heilwirkung des Meeres bei allergischen Krankheiten ist eine alte Domäne der Medizin auf den Nordseeinseln. Hierbei kann es sich um Asthma bronchiale, um Heuschnupfen oder um allergische Hautkrankheiten und deren Auswirkungen wie Schwellung der Mund- und Rachenhöhle bis zur Atemnot (Glottisödem) u.a. handeln.

Wir kennen außerordentlich verschiedenartige allergische Prozesse, an denen die Haut oder verschiedene Organe beteiligt sind. Soweit es Erkrankungen, wie Heuschnupfen, angeht, werden in der Regel bestimmte Pollen bzw. Verunreinigungen in der Luft verantwortlich gemacht, die auch asthmatische Reaktionen auslösen können. Aus den verschiedenen Nordseekliniken ist bekannt, daß bei West- oder Nordwestwind, bei dem die Luft im Gegensatz zum Binnenland extrem sauber ist, solche Krankheiten sehr positiv ansprechen. Patienten leben allein wegen der Reinheit der Luft, durch die sie ihre Erkrankungen verloren haben, auf den Nordseeinseln. Sie wagen es häufig gar nicht mehr, das Festland zu betreten, weil sonst sofort wieder allergische Reaktionen auftreten.

Auch bei allergischen Prozessen entsteht die heilende Wirkung letztlich aus dem Zusammenwirken aller Heilfaktoren des Meeres (Abb. 20). Der Erfolg kann ausbleiben, wenn z.B. eine Nahrungsallergie durch Genuß von Erdbeeren bedingt ist. Wenn das auslösende Agenz nicht vermieden wird, befällt den Betroffenen auch an der See seine Nahrungsmittelallergie.

In der Regel besagt die medizinische Erfahrung, daß Kochsalzzufuhr, auch in Form von Meerwasser, allergische Prozesse eher verstärkt. Da Magnesiummangel die Neigung zu Allergien verstärken kann, ist jedoch denkbar, daß im Rahmen einer Meerwasser-Trinkkur der Magnesiummangel beseitigt und dadurch Störungen verringert werden.

Vegetative Dystonie

Über viele Jahre hat man Menschen mit „vegetativer Dystonie“ davor gewarnt, an die Nordsee zu reisen. Die Ursache dieses Leidens kann nun aber sehr verschiedenartig sein. Wenn dahinter eine angeborene erhöhte neuromuskuläre Erregbarkeit versteckt ist, die dieses Krankheitsbild auslöst, dann können sich solche Patienten besser im milderen Reizklima der Ostsee erholen. Anderen tut jedoch auch eine systematisch durchgeführte Kur an der Nordsee mit kalten Bädern, Spaziergängen usw. gut. Bei Nebenwirkungen in den ersten Tagen kann man anfängliche Unruhe oft auch mit leichten, natürlich wirkenden Mitteln wie Hopfen wirksam dämpfen. Ein beachtlicher Teil des Erscheinungsbildes der vegetativen Dystonie ist jedoch mit dem Bild des „Magnesiummangel-Syndroms“ identisch (vgl. entsprechendes Kapitel). Magnesiummangel kann Vagotonie und vegetative Dystonie auslösen. Auch bei jeder Art der vegetativen Dystonie kann die orale Aufnahme von Magnesium, z. B. durch die Meerwassertrinkkur, unter Umständen eine entscheidende Besserung des Leidens und eine Dämpfung der Erregungserscheinungen bewirken.

Erkrankungen der Nase, des Rachens und der Nebenhöhlen

Inhalationen mit Meerwasser, Spülungen und systematische Abhärtungsmaßnahmen durch kalte Bäder vermögen selbst schwerwiegende Infekte dieser Organe in kurzer Zeit zu heilen. Hier hat das Meerwasser nicht nur eine unmittelbare Wirkung auf die Schleimhaut, bei der sowohl sein Salzgehalt als auch seine damit verbundene bakterizide Wirkung eine Rolle spielt, sondern auch auf die Durchblutung der Schleimhäute und ihre Regeneration. Ich habe im Binnenland mehrere Jahre lang mit Medikamenten erfolglos behandelte Fälle schwerster Atrohie (Austrocknung) der Schleimhäute gesehen, die sich unter der Therapie mit Meerwasser wieder besserten und meist sogar ausheilten. In solchen Fällen wurde später auch zu Hause noch zweimal täglich eine Inhalation mit Meerwasser (in Flaschen zu beziehen durch die Firma Biomaris, Bremen) durchgeführt. Wichtig ist hierbei allerdings die Wahl eines Gerätes, das das Meerwasser aufs feinste zerstäubt (z. B. Gerät „PARI-privat" u. a.). Billige Zerstäuber oder gar Handgeräte bewirken nicht viel, wenn das Meerwasser nicht bis in die tiefsten Schleimhautpartikelchen eindringen kann.

Besonders bei massiven Infekten geht man am besten direkt mit nicht abgekochter Sole (Meerwasser), die natürlich zuvor durch Filter gereinigt wurde, mit Spülungen im Wundgebiet vor. Ich verweise auf den Erfahrungsbericht des Chirurgen Dr. Hoins am Ende des Buches. Hier bleiben die Kurerfolge der Ostsee übrigens hinter denen der Nordsee zurück. Auch bei diesen Erkrankungen wirken letztlich wieder alle Heilfaktoren am Meer zusammen. Neben der lokalen Meerwasseranwendung gehören Spaziergänge in der Brandungszone dazu, möglichst über längere Strecken (2 Stunden), um die Aerosole zu inhalieren (durch Nasenatmung) und um Abkühlungs- und Durchblutungseffekte zu erzielen.

Schilddrüsenerkrankungen

Man behauptet, daß noch bei keinem Bewohner auf den Nordseeinseln eine Schilddrüsenerkrankung, und zwar weder Übernoch Unterfunktion noch ein Kropf, beobachtet worden wäre. Soweit es den Kropf betrifft, der normalerweise ohne Überfunktion der Schilddrüse einhergeht, führt man seine Bildung, besonders in den jodarmen Gegenden des Schwarzwaldes und des Alpenvorlandes, auf unzureichende Jodaufnahme zurück. Ob dies der einzige Grund ist, kann bis heute noch nicht mit Sicherheit behauptet werden. Tatsache ist jedoch, daß auf Grund des hohen Jodgehaltes der Luft, der auch zu einer Jodanreicherung der Böden und der auf ihnen gewonnenen Nahrungsmittel führt, sowie des Jodgehaltes im Meerwasser an der gesamten Nordseeküste so gut wie kein Kropf vorkommt.

Die fehlende Ausbildung anderer Schilddrüsenerkrankungen (Über- und Unterfunktion) mag zum Teil ebenfalls damit zusammenhängen. Nicht zuletzt spielen aber auch hier die vielfältigen örtlichen und klimatischen Faktoren eine Rolle. Daß die Unterfunktion der Schilddrüse an der See mit Erfolg zu behandeln ist, beruht auch entscheidend auf der Möglichkeit einer allgemeinen Stoffwechselsteigerung und stärkeren Durchblutung der Organe, der Stimulierung des vegetativen Nervensystems durch die Vielzahl der Heilfaktoren an der See.

Der erfahrene Mediziner weiß, daß Patienten, die wegen Unterfunktion Medikamente mit Schilddrüsenhormonen einnehmen, beim Wechsel in ein Seeklima meist rasch die Dosis reduzieren müssen, weil die eigene Schilddrüse wieder mehr Hormon produziert. Sie merken dies an den plötzlich auftretenden Überdosierungserscheinungen mit Nervosität, Unruhe, Zittern usw. Ebenso können sich bekanntlich Erregungen im vegetativen Nervensystem in einer veränderten Hormonproduktion auswirken. Das wird an der See schon durch die naturgemäße Umstellung im Vegetativum bewirkt. Fraglich ist allerdings, ob der Effekt später anhält oder im Binnenland wieder rückläufig wird.

Eine bestehende Überfunktion der Schilddrüse dürfte nur schwerlich an der See zu behandeln sein, weil sie einen gesteigerten Stoffwechsel bewirkt und die Symptome der Überfunktion noch verstärkt. Deshalb gehört dieser Zustand zu den Kontraindikationen des Aufenthalts am Meer.

Hauterkrankungen

Seit ca. 50 Jahren werden Hauterkrankungen mit großem Erfolg besonders im starken Reizklima auf den Nordseeinseln behandelt. Hierzu gehören naturgemäß Krankheiten allergischer Art, Ekzeme, Psoriasis usw. Auch hier wirken sich besonders die vielfältigen Heilmöglichkeiten auf die Haut aus, der unmittelbare Meerwassereffekt, die Umstimmung der Gewebe durch das kalte Bad, die Sonneneinstrahlung auf die Haut, die allergenfreie Luft und die Aerosoltherapie. Nach den bisherigen Beobachtungen werden mit Erfolg behandelt: Allergische Hauterkrankungen, Urtikaria, verschiedenartige Ekzeme, Prurigo, Pruritus, Pyodermien und evtl. Mykosen, Psoriasis, Akne vulgaris (die beiden letzteren wegen der UV-Lichtstrahlung im Sommer).

Frauenkrankheiten

An erster Stelle der Indikationen steht die chronische Adnexitis (Eierstock- und Eileiterentzündung). Hier wirkt der Nordseeschlick mit seinen durchblutungsfördernden Eigenschaften ausgezeichnet (Packungen, verbunden mit warmen Wannenbädern). Dem Schlick wird eine bessere Wirkung als den Moor- und Schlammbädern bzw. Packungen zugeschrieben. Die Heilwirkung wird wiederum durch alle anderen Heilfaktoren an der See unterstützt.

Auch die Dysmenorrhoe (schmerzhafte Periode) läßt sich am Meer mit Erfolg behandeln. Hier spielt in neuerer Zeit auch der Magnesiumgehalt im Meerwasser (Meerwassertrinkkur) eine bedeutsame Rolle. Bei Magnesiummangel können schwere, langanhaltende Verkrampfungen der Eileiter und eine Dysmenorrhoe auftreten. Das gleiche gilt für die damit zusammenhängenden vegetativen Störungen, vgl. Kapitel „Magnesiummangel-Syndrom". Alle mit Krämpfen im weiblichen Genital- und Adnexbereich verbundenen Störungen können durch eine Magnesiumtherapie z. B. mittels Meerwassertrinkkur oft bestens beeinflußt werden. In der Literatur sind bei Magnesiummangel jahrelang anhaltende Sterilitäten junger Frauen beschrieben worden, weil durch schwere Spasmen der Eileiter Konzeptionsunfähigkeit hervorgerufen wurde.

Kinderkrankheiten

Die chronisch-rezidivierenden Katarrhe der Luftwege gehören zu den häufigsten und klassischen Krankheiten, die besonders auf den Nordseeinseln mit großem Erfolg behandelt werden. Da solche Krankheiten oft schon lange bestehen, kommen die Kinder meist in schlechtem Gesundheitszustand an die See, wo sie am besten mehrwöchig oder sogar mehrmonatlich in Fachkliniken systematisch behandelt werden sollten. Ein Beispiel hierfür ist die bekannte Kinderheilstätte und Klinik „Seehospiz Kaiserin Friedrich" auf Norderney (Chefarzt Professor Menger).

Naturgemäß gehören zum Behandlungsspektrum auch all jene Krankheiten, die beim Erwachsenen gut auf das Meeresklima und seine vielfältigen Faktoren ansprechen, wie das Asthma bronchiale, allergische Krankheiten, Dermatosen verschiedenster Art, im vegetativen Bereich umstimmungsbedürftige Kinder, Abhärtungen gegen Infekte usw. Zur Therapie gehören sogar winterliche Badekuren im Meer.

Heilwirkung des Meerwassers bei Krebs?

In der älteren Literatur sowie im Buch von Th. Weiss „Pharmakologie des Meerwassers" wurde immer wieder die Frage aufgeworfen, ob Meerwasser bei Krebs eine Heilwirkung ausüben könnte. Die Ursachen der Krebserkrankungen sind bis heute nicht geklärt, vieles spricht dafür, daß multifaktorelle Ursachen in Frage kommen. Zahlreiche Theorien über eine Mutationsänderung (K. H. Bauer, Heidelberg), eine ursächlich zugrundeliegende Viruserkrankung oder über Intoxikationen durch Schwermetalle und andere Fremdstoffe wurden in den vergangenen Jahrzehnten diskutiert. So ist man verbreitet der Meinung, daß bei der heute in vielen Industrieländern vorherrschenden ballaststoffarmen Kost eine längere Verweildauer der Nahrungsmittel bei verringerter Darmaktivität infolge verringerten Füllungsdrucks besteht, sich dadurch toxische Substanzen länger auswirken können und so eine Zunahme des Krebses im Dickdarm bewirken. Dies wird als eine mögliche Ursache der Häufung von Dickdarmkrebs angenommen. Im übrigen ist im Bereich der Ernährung bis heute keine Maßnahme bekannt, die geeignet wäre, Krebs zu heilen. Man weiß, daß bei einer Reihe von Krebserkrankungen im Blutserum ein erniedrigter Magnesiumgehalt besteht. Es braucht aber nicht ursächlich zu sein und kann auch als Folge der Krebserkrankung mit einem Mehrverbrauch an Magnesium auftreten. Auch ist bekannt, daß Krebszellkulturen in vitro (in künstlichen Versuchen) bei Zugabe von Magnesiumsalzen zum Nährmittel schlechter wachsen oder ihr Wachstum ganz einstellen. Derartige Befunde in vivo beim Menschen nachzuweisen, steht bis heute noch aus. Doch ist kaum vorstellbar, daß sich das Flüssigkeitsmilieu im Bereich der Karzinombildung auf künstlichem Wege einseitig zugunsten eines hohen Magnesiumgehaltes ändern ließe. In jedem Fall ist in der Literatur kein hinreichender Verdacht bekanntgeworden, daß die Gabe von Magnesiumsalzen bei Krebskrankheiten schaden könnte.

Indikationen für die Meeresheilkunde an der deutschen Nordsee und Ostsee

Die Herren Professoren Dr. Menger und Dr. Jungmann haben dankenswerterweise eine „Indikationsliste" der Forschungsgemeinschaft für Meeresheilkunde e. V. zu einer Reihe von Krankheiten zusammengestellt, deren Behandlung an der See geeignet ist.

Nachfolgend erlaube ich mir, die Hauptdiagnosen aufzuführen. Es muß allerdings erwähnt werden, daß das Verzeichnis selbst viel genauere Angaben als mein Auszug darüber enthält, wo Einschränkungen bei bestimmten Diagnosen gemacht werden müssen. Es gibt auch genaue Auskunft, wie und wann die Behandlung an der Nord- bzw. Ostsee am besten durchgeführt werden kann. Dem interessierten Leser wird diese Broschüre deshalb zur eingehenden Information empfohlen (Schriftenreihe, Heft 1 der Forschungsgemeinschaft für Meeresheilkunde e. V., 4. Aufl., Oldenburg, 1981).

Heilanzeigen für Erwachsene

Ganzjährig besonders Frühjahr, Herbst und Winter	*Sommer*
1. Erkrankungen der Luftwege	
Katarrhe der oberen Luftwege	Bronchitiden Bronchiektasen
Katarrhe der Nase, Rachen Luftröhre und Bronchien	Beginnendes Emphysem Sinusitis

2. *Allergische Erkrankungen*

Asthmoide Bronchitis*
Asthma bronchiale*
Chronische Ekzeme*
Berufsekzeme*
Neurodermitis*
Spastische Erkrankungen

Heuschnupfen*
Rhinitis vasomotorica*
Akne, Seborrhoe
Psoriasis

3. *Vegetative Dystonien*

Erschöpfungszustände,
Rekonvaleszenz nach Infektionen,
Operationen und Sanierungen,
Nicht fixierte Blutdruckstörungen,
Vegetative Stigmatisationen,
Leichtere Formen von Kreislaufstörungen

Übermäßiger Fettansatz
Chronische, nicht sanierungsfähige Herderkrankungen
Hyperthyreosen

4. *Vorbeugungs- und Abhärtungskuren*

Beginnendes Versagen mit Nachlassen der Arbeitskraft
Anfälligkeit gegen Infekte
Praesklerose

Allgemeine Erholungsbedürftigkeit

Als Heilanzeigen für die Schlickanwendung, sei es als Vollbad, Packung oder Umschlag, kommen alle chronisch-rheumatischen Erkrankungen – die Ischiaserkrankung, Neuritiden und einige der hierunter aufgezählten Frauenkrankheiten in Frage.

Als Heilanzeigen für Spezialbehandlung, die unter Umständen sogar in einem Spezial-Kurheim oder einer Heilstätte durchgeführt werden muß, werden genannt: chronische Adnexitis, Pelveoperitonitis, Dys-, Hypo-, Oligomenorrhoe. Knochen-, Gelenk-Lymphknotentuberkulose, Hilustuberkulose, Tuberkulose der Sinnesorgane und des Uro-Genitalapparates.

* Nicht geeignet für die Ostsee

Heilanzeigen für Kinder

Ganzjährig besonders Frühjahr, Herbst und Winter	*Sommer*
1. Erkrankungen der Luftwege	
Katarrhe von Nase, Rachen Luftröhre und Bronchien	Chronische Bronchitiden Bronchiektasen Exsudative Bronchien Chronische Drüsenschwellungen
2. Allergische Erkrankungen	
Asthmoide Bronchitis* Asthma bronchiale* Chronische Ekzeme* Neurodermitis* Spastische Erkrankungen	Heuschnupfen* Rhinitis vasomotorica* Akne, Seborrhoe Psoriasis
3. Diathesen	
Vegetative Diathesen Erschöpfungszustände Rekonvaleszenz Blutarmut Konstitutionelle Unterentwicklung Unterernährung Bindegewebsschwächen Deformitäten	Lymphatisch-exsudative Diathesen Chronische, nicht sanierungsfähige Erkrankungen der Nasennebenhöhlen Übermäßiger Fettansatz Entzündliche Hauterkrankungen
4. Extrapulmonale Tuberkulose	
Knochen-, Gelenk-, Lymphknoten-, Hauttuberkulose Tuberkulose der Sinnesorgane	Die exsudativen Formen der extrapulmonalen Tuberkulose, insbesondere stark fistelnde Prozesse.

* Nicht geeignet für die Ostsee

Gegenanzeigen

1. Offene und exsudative Tuberkulose
2. Feuchte Rippenfellentzündung
3. Entzündliche Erkrankungen der Nieren und Harnwege
4. Dekompensierte Herz- und Kreislauferkrankungen
5. Lungenabszeß im frischen Stadium und Zustand nach Lungenoperation
6. Geistes- und Gemütskrankheiten
7. Manifeste hormonale Störungen
8. Infektionskrankheiten.

Medizinisches Stichwortverzeichnis für Indikationen

1. Heilanzeigen

Akne
Adnexitis chron.
Allergien (Allergosen)
Angina pectoris
Arteriosklerose
Asthma bronchiale

Basedowsche Krankheit
Bauchfell-Genital-Tbc
Bindegewebsschwäche bei Kindern
Blutarmut der Kinder
Blutdruckstörungen, nicht fixierte
Bronchitis, exsudative bei Kindern
Bronchiektasen
Bronchitiden

Deformitäten bei Kindern
Diathesen, lymphatisch-exsudative bei Kindern
Diathesen, vegetative
Drüsen, endocrine
Dysmenorrhoe
Dystonie, vegetative

Ekzeme, chronische
Emphysem
Erkrankungen, chronisch-rheumatische
Erschöpfungszustände
Extrapulomale Tuberkulose

Fettansatz, übermäßiger
Frauenkrankheiten

Gelenktuberkulose bei Kindern
Gelenkverletzungen

Hauttuberkulose bei Kindern
Hauterkrankungen
Hauterkrankungen, entzündliche bei Kindern
Herderkrankungen, chronische, nicht sanierungsfähige
Herz- und Gefäßerkrankungen
Heuschnupfen
Hormonale Störungen, noch nicht manifest
Hypomenorrhoe
Hypertonie

Hyperthyreosen
Hypotonie

Katarrhe der oberen Luftwege
Kinderkrankheiten
Knochen-Tuberkulose bei Kindern
Kompensierte Herzmuskelschäden und Vitien
Konstitutionelle Schwächlichkeiten der Kinder
Kreislaufstörungen

Lymphknotentuberkulose bei Kindern

Nasennebenhöhlenerkrankungen
Nasennebenhöhlen, chronische, nicht sanierungsfähige Erkrankungen bei Kindern
Nierenerkrankungen
Nervenleiden, organische
Neuritiden
Neurodermitis

Oligomenorrhoe

Pelveoperitonitis
Praesklerose
Psoriasis

Regulierung funktioneller Störungen
Rekonvaleszenz nach Infektionen, Operationen und Sanierungen
Rheumatische Erkrankungen, chronische
Rhinitis vasomotorica
Rippenfellentzündung

Schilddrüsenerkrankungen
Schlaflosigkeit
Schwächlichkeit, konstitutionelle
Seborrhoe
Sinusitis
Skrofulose, siehe exsudative Diathesen
Spastische Erkrankungen
Stigmatisationen, vegetative
Störungen, manifeste und hormonale
Stoffwechselstörungen

Thyreotoxikosen
Tuberkulose, offene und exsudative
Tuberkulose, aktive der Erwachsenen
Tuberkulose, extrapulmonale der Erwachsenen
Tuberkulose, extrapulmonale bei Kindern
Tuberkulose der Sinnesorgane bei Kindern

Umstimmung im Seeklima
Unterernährung der Kinder
Unterentwicklung, konstitutionelle

Vegetative Diathesen
Vegetative Dystonien

Wucherungen des Nasen-Rachenraumes

Erholungskuren
Frühjahrskuren
Herbstkuren
Inhalationen
Klimakuren
Klimatherapie
Kurzeiten
Meerwassertrinkkuren
Schlickbäder und -packungen
Seebäder, warme und kalte
Sommerkuren
Sonnenbestrahlung
Vorbeugungskuren
Wellenschwimmbäder
Winterkuren

Die vorgelegten Indikationen für die Heilanzeigen stehen unter ständiger Überarbeitung von Fachleuten. Grundsätzlich bleiben jedoch die Hauptanwendungsgebiete für Heilkuren sicher unverändert.

Die heilende Wirkung des Meeres auf den alternden Menschen

Die Anpassung an das stärkere Reizklima der Nordsee kann mit zunehmendem Alter Schwierigkeiten bereiten. Viele ältere Menschen vertragen deshalb das mildere Ostseeklima besser. Bei zerebralen Durchblutungsstörungen (Gehirn) werden jedoch an der Nordsee, wegen ihres stärkeren Anreizes auf die gesamte Durchblutung, meist bessere Erfolge beobachtet. Hinzu kommen die positiven Einflüsse von Jod und Magnesium auf den Stoffwechsel und die Durchblutung.

Die Einwirkung des Klimas auf verschiedene Alterstufen läßt sich grob wie folgt schildern. Menschen unter 30 Jahren sind im allgemeinen rasch anpassungsfähig. Im Alter von 30 – 40 Jahren beobachtet man, besonders bei Frauen, je nach Stärke des Reizklimas häufiger Umstellungsprobleme. Hier gilt stets die Empfehlung, alle Kurmaßnahmen langsam anlaufen zu lassen. Das gleiche gilt für die 50 – 60jährigen.

Altern ist ein natürlicher Prozeß. Die Lebenserwartung hängt jedoch beim Einzelnen nicht nur vom Auftreten von Krankheiten ab, sondern entscheidend von den Erbfaktoren. Immer wieder wird in Familien das Erreichen eines hohen Alters in Gesundheit beobachtet, in denen die Menschen bereits seit Generationen sehr alt geworden sind. In diesem Zusammenhang gilt auch heute noch der Spruch des berühmten griechischen Arztes Hippokrates: Wer ein hohes Alter in Gesundheit erreichen will, bedarf einer kargen, gesunden Ernährung, Muße, Sport, vor allem aber Maßhalten in allen Dingen des Lebens. Auch hier ist „Maßhalten" das entscheidende Wort.

Da niemand mit Sicherheit seine Lebenserwartung voraussagen kann, sollte man auch den Begriff des „alten Menschen" nicht zu streng definieren. Jeder ist so alt, wie er sich fühlt. Das kalendarische Alter hat nicht unbedingt viel mit dem „tatsächlichen" Alter zu tun. Bundeskanzler Adenauer beispielsweise übernahm sein Amt erst mit 74 Jahren. – Ein medizinischer Spruch lautet: „Jeder ist so alt wie seine Gefäße".

Deshalb sollten ältere Menschen zu Urlaubsbeginn eine ärztliche Kontrolle des Kreislaufs vornehmen lassen. Untrainierte haben zu Beginn größere Schwierigkeiten. Allgemein sind für diese Altersgruppe Aufenthalte im Mai und Juni, dann wieder im September und bis in den Oktober hinein wegen der meistens günstigeren Klimaverhältnisse empfehlenswert. Die Dauer sollte mindestens vier, möglichst sogar sechs Wochen betragen, damit die vielfältigen Heilwirkungen voll zum Tragen kommen. Badezeiten von 5 – 10 Minuten besser nicht überschreiten. Es sollte ausgiebig Gebrauch von Spaziergängen in der Brandungszone am Meer und von den Liegehallen gemacht werden. Älteren Menschen, die nicht mehr baden können, sei gesagt, daß bereits der bloße Aufenthalt an der See, besonders der Nordsee, so tiefgreifende Einwirkungen auf den Stoffwechsel hat, daß die positive Wirkung auch ohne Bäder eintritt.

Der Mensch verliert mit zunehmendem Alter ca. 50% der Sauerstoffbindefähigkeit des Blutes, bis ungefähr zum 65. Lebensjahr. Ältere Menschen fühlen sich deshalb etwa in der sauerstoffreichen Luft eines Laubwalds wohler. Einen günstigen Effekt als Sauerstoffträger übt auch die Meeresluft und der Aufenthalt in Meereshöhe aus, wo der Luftdruck am höchsten ist. Bei Reisen in die Höhe wird die Luft bekanntlich sauerstoffärmer. Mit abnehmendem Atmosphärendruck sinkt der Partialdruck des Sauerstoffs und damit dessen Spannung, von deren Stärke die Sättigung des Blutes mit Sauerstoff abhängt. Der höchste Luftdruck wird in Höhe des Meeresspiegels mit etwa 760 mm gemessen (mittlerer Luftdruck ca. 740 mm), wobei ich hier nicht auf das Luftdruckverhalten eingehen möchte.

„Das Meer ist das Paradies der Arteriosklerotiker“, so lautet eine andere, alte medizinische Erkenntnis. Lange Zeit wurden besonders dem Jod der Meeresluft die Heilerfolge bei Arterienverkalkung zugeschrieben. Frühere Ärztegenerationen behandelten Arteriosklerose und Durchblutungsstörungen des Gehirns bei älteren Menschen gerne mit Jodsalzen. Gebräuchlich war vor allem die Verabreichung von Kaliumjodid über zwei bis vier Wochen im Jahr, wodurch beachtliche Besserungen erzielt wurden. Diese Therapie biete sich auch heute noch an, und zwar in Form von *Kalium jodatum*® (Schachtel mit 50 Compretten à 0,5 g Kaliumjodid, 3 – 5mal täglich 1 Comprette, wenn vom Arzt nicht anders verordnet). Da die Wirkung sehr effektiv sein kann, sollte bei unerwünschten Nebenerscheinungen die Behandlung abgebrochen und im Zweifelsfall ein Arzt konsultiert werden.

Bei den Behandlungserfolgen der Arteriosklerose alter Menschen summieren sich naturgemäß alle Heilfaktoren am Meer, wie sie in Abb. 20 dargestellt sind.

Dem Jodgehalt der Meeresluft, der Böden und der darauf wachsenden Pflanzen sowie der hohe Jodgehalt von Fischen (vgl. Kapitel über gesunde Ernährung aus dem Meer, Tab. 21) ist ein Großteil des Erfolges von verbesserter Hirndurchblutung älterer Menschen bei einem Seeaufenthalt zuzuschreiben. Einen ebenso wichtigen Faktor stellt das Magnesium dar. Seine Wirkung und Anwendung habe ich bereits eingehend beschrieben. Wenn im Einzelfall wegen des Kochsalzgehaltes Bedenken bei zu hohem Blutdruck, Herzkrankheit oder einer anderen Krankheit mit „Kochsalzempfindlichkeit“ bestehen, so sollte trotzdem der Meeresaufenthalt von älteren Menschen mit Durchblutungsstörungen des Gehirns unbedingt genutzt werden, die tägliche Magnesiummenge von ca. 150 – 300 mg ist in anderer Form zuzuführen. Hier bieten sich Medikamente und Heil- und Mineralwässer an. (z. B. *Magnesium diasporal 300*-Granulat, täglich ein Tütchen in Wasser aufgelöst, oder Heppinger Heilwasser mit ca. 150 mg reinem Magnesium pro Liter, ohne Kochsalzbelastung). Im übrigen sollten ältere Menschen, sofern keine Krankheiten mit Kochsalzempfindlichkeit vorliegen, auf die bereits ausführlich beschriebene Meerwassertrinkkur zurückgreifen.

Ich halte es im Hinblick auf ältere Menschen für wichtig, wegen der eminenten Bedeutung von Kalzium und Magnesium für die Hirndurchblutung nochmals kurz auf die physiologischen Zusammenhänge einzugehen. Die Bedeutung des Kalziumions als kontraktionsförderndes, gefäßverengendes Mineral ist erst in neuerer Zeit richtig erkannt worden. Der medikamentösen Blockade von Kalzium bedient man sich besonders bei Durchblutungsstörungen der Herzkranzgefäße, wo mittels sogenannter „Kalziumantagonisten" (Gegenspieler) die natürliche Kalziumwirkung „blockiert" und dadurch eine bessere Herzkranzgefäßdurchblutung erzielt wird. Auch beim krankhaft erhöhten Bluthochdruck beobachtet man ausgezeichnete Erfolge in der Anwendung von „Kalziumantagonisten". Indem man das für die Gefäßverengung hauptsächlich verantwortliche Kalziumion blockiert, erweitern sich die Gefäße, und der Blutdruck sinkt bzw. normalisiert sich. Kalzium verursacht Gefäßverengung, als sein großer Gegenspieler im menschlichen Körper fungiert das Magnesium. Magnesium ist kein Medikament, sondern ein lebensnotwendiges, natürliches Mineral. Seine Anwendung wirkt also in gleicher Richtung wie die medikamentösen „Kalziumantagonisten" mit ihrer durchblutungsfördernden Wirkung. Nun wird allerdings Magnesium vom Körper nur in dem Maße aufgenommen, wie ein Mangel besteht. Der Rest wird mit dem Stuhl oder durch den Urin wieder ausgeschieden. Eine natürliche Magnesiumtherapie ist also absolut unschädlich, es sei denn, jemand wäre nierenkrank. Bei dem heute weit verbreiteten Magnesiummangel infolge von Düngefehlern in der Landwirtschaft und des Rückgangs der Versorgung mit Kohlenhydratträgern in der Ernährung, die das wasserlösliche Mineral hauptsächlich liefern, wird gerade bei alternden Menschen die Zufuhr von Magnesium erwünscht sein. Die Heilwirkung am Meer bei Arteriosklerose dürfte sich also auch weitgehend auf den Heilfaktor Magnesium zurückführen. Die Anwendung von medikamentösen „Kalziumantagonisten" im Alter, selbst bei schweren Hirndurchblutungsstörungen infolge Arteriosklerose mit Verwirrtheitszuständen, kann heute zu früher nie gekannten Therapieerfolgen führen.

Die schlechte Hirndurchblutung bei Arteriosklerose ist keinem Gefäßverschluß gleichzusetzen, denn dieser würde mit Schlaganfall oder anderen meßbaren Ausfallserscheinungen auftreten. Solange dies nicht der Fall ist, vermögen „Kalziumantagonisten" selbst schwere Durchblutungsstörungen des Gehirns und damit die zerebralen Ausfallserscheinungen in beachtlichem Umfang zu bessern. Hierbei hat sich meiner Erfahrung nach die monatelange, fortlaufende Behandlung mit dem Kalziumantagonisten *Adalat*® (3× 1 Kapsel täglich) hervorragend bewährt. Unter dieser Behandlung habe ich bei alten Menschen Erfolge gesehen, die ich niemals für möglich gehalten hätte, und die bis heute angehalten haben. Der Einsatz von „Kalziumantagonisten" bei Arteriosklerose des Gehirns gehört meines Erachtens mit zu großen Errungenschaften neuerer Therapie. Es liegt auf der Hand, die Medikamente zugleich mit natürlichen Kalziumantagonisten in Form einer Meerwassertrinkkur, durch Trinken von magnesiumreichen (aber kalziumarmen!) Mineral- oder Heilwässern oder mit Magnesiumgranulat wirksam zu unterstützen.

Abschließend sei noch erwähnt, daß mir ein Lungenfacharzt eines großen norddeutschen Klinikums über ähnliche Erfolge mit Meerwasser berichtete. Auch er bestätigte Knochenneubildung nach Rippenresektionen. Außerdem konnte er durch häufige Meerwasserspülungen Kalkablagerungen auflösen, die den Lungenraum einiger seiner Patienten wie ein Panzer einengten. Dabei konnte er auf die sonst üblichen großen Gaben von Antibiotika völlig verzichten, ohne daß Infektionen auftraten; vorher bestehende Infektionen wurden sogar während der Behandlung zurückgedrängt.

DIE HEILENDE WIRKUNG DES MEERWASSERS IN DER CHIRURGIE

Wir leben in einer Zeit, in der der natürlichen Wirkung von Heilpflanzen, Heilwässern u. ä. wieder zunehmende Beachtung geschenkt wird, viele Nebenwirkungen von Medikamenten Sorgen bereiten, vor allem aber in der medizinischen Behandlung das Streben nach Kostensenkung täglich bedeutsamer wird. Meerwasser ist unzweifelhaft für viele Krankheiten ein hervorragendes und preiswertes „Medikament". Der nachfolgende Beitrag von Dr. Hoins, dem ehemaligen Chefarzt der Chirurgischen Klinik Westerland, ist besonders auch für die junge Ärztegeneration von großem Wert, weil hier Erfahrungen vorgelegt werden, die ein Arzt nach 1946 unter den harten Bedingungen nach dem Zweiten Weltkrieg mit Meerwasser als „Medikament" gemacht hat. Heute würde niemand mehr eine Anwendung in dieser Form wagen, insbesondere deswegen nicht, weil sich niemand mehr daran erinnert, welche Heilwirkungen mit Meerwasser bei sachgemäßer Anwendung erzielt werden können. Um so wertvoller ist deshalb der Bericht von Dr. Hoins.

Äußere Behandlung mit Meerwasser in der Chirurgie

Erfahrungsbericht von Dr. med. Otto Hoins, Chefarzt des Städtischen Krankenhauses Westerland auf Sylt 1946 – 60 und Leitender Arzt der Chirurgischen Abteilung des Plöner Kreiskrankenhauses in Preetz bis 1973.

Bevor auf die verschiedenen chirurgischen Fälle eingegangen werden soll, muß die Gewinnung des Meerwassers, mit dem ich damals arbeitete, und das ja die Reinheit des Trinkwassers besitzen muß, erwähnt werden. Art und Ort der Entnahme sind also nicht gleichgültig. Durch das Einmünden von Flüssen in die buchtenreiche Ostsee sind dort die Konzentration und der Reinheitsgrad Schwankungen unterworfen. Günstig für unsere Arbeit waren die Verhältnisse in Westerland an der Nordsee. An dem am weitesten vorspringenden Teil der Insel Sylt wird das Wasser fern von Flußmündungen im Norden und im Süden durch frei ins Meer hinausragende Rohre gewonnen. Zunächst einer Kies- und Hydraphie- (Aktiv-Kohle) Filtration unterzogen, reinigt man es durch eine weitere Berkefeld-Filtration noch zusätzlich. Später wurde der Sylter Meerwasservertrieb (vormals Westerländer Kurwasserwerk) von „Biomaris“, Bremen, übernommen. Das Wasser wird aus 15 m Meerestiefe aus der nördlichen Nordsee gewonnen, so daß die Sauberkeit, im Labor überwacht, stets gewährleistet ist.

Ich erwähne im folgenden nur die Gebiete, in denen ich selbst klinische Erfahrungen gesammelt habe, so in der Bauchchirurgie.

Zur Operationsvorbehandlung gehört das Abführen, zur Nachbehandlung der Einlauf und der rektale Dauertropf. Den Dauertropf mit Meerwasser habe ich nach den Operationen vor allem gerne angewandt, weil dadurch dem Körper Mineralstoffe zugeführt wurden, und der Stuhlgang mit der Darmaktivität einen Tag früher als gewöhnlich in Gang kam. Es kommt der Therapie zugute, daß Meerwasser und Blutplasma große Ähnlichkeit (keine Isotonie wegen des hohen Magnesiumgehaltes) aufweisen. Wegen des hohen Magnesiumgehaltes, das im Meerwasser in achtfacher Menge enthalten ist, habe ich es lange nicht gewagt, das Meerwasser für intravenöse Injektionen zu verwenden, zumal das Breslauer Institut behauptete, wegen des Magnesiums bestünde eine narkotische Wirkung. Doch zu Unrecht. Schon 1880 haben Moulin und Quinton subcutane und intramuskuläre Injektionen vorgenommen. Zu meiner Zeit waren mir von intravenösen Injektionen lediglich Selbstversuche von Bärschneider bekannt, jedoch nur in Mengen von 5 – 10 cm^3 Ich selbst bin weit über dieses Maß hinausgegangen und habe intravenöse Dauertröpfe bis 700 cm^3 angelegt, ohne eine schädigende oder narkotisierende Wirkung festzustellen. Selbst unverdünntes, also 3,2%iges Meerwasser habe ich bis zu einer Menge von 70 cm^3 als intravenöse Injektion mehrmals die Woche eingeflößt. Das Wasser darf allerdings nicht sterilisiert werden. Zur Vorbereitung bzw. Vermeidung von Operationen in der Magen-Darm-Chirurgie regten mich Versuche von Römpler an. Er stellte fest, daß durch Trinken von isotonischem, mit Kohlensäure versetztem Meerwasser eine Beeinflussung der Magensäure stattfindet. Bei Menschen ohne Magensäurewerten (Anaciden) oder zu geringen Werten (Hypaciden) fand eine Steigerung, in Fällen mit zuviel Säure (Hyperaciden) eine deutliche Herabsetzung statt. Auffällig lange war die Verweildauer des Meerwassers im Magen, nämlich bis 1½ Std.

Auch eine Meerwasservollkur wurde durchgeführt. Seit langem ist die abführende Wirkung des Meerwassers bekannt. Schon Plinius erfand das „Thalassomel“, ein Gemisch aus Meerwasser und Honig, als Abführmittel.

Man kann von der Wirkungsweise zweier Elemente, nämlich Natrium und Chlor, nicht auf die eines ganzen Komplexes von Elementen schließen, den das Meerwasser nun einmal darstellt. Auf das physiologische Gemisch, auf das Ganze kommt es an! Während kleine Mengen des Meerwassers mit allen Salzen resorbiert werden, werden größere Mengen einer hypertonischen (überkonzentrierten) Lösung durch Osmose bereits im Magen durch Absonderung von Flüssigkeiten verdünnt. Durch vermehrte Füllung und verstärkten Tonus kommt es zur gesteigerten Anregung der Darmaktivität, also zu abführender Wirkung. Bevor ich auf mein spezielles chirurgisches Gebiet eingehe, soll noch eine Indikation für die Gynäkologie erwähnt werden.

Therapieform ist das Seebad, und zwar das warme Seebad, ausgenommen Schlickbäder. Bereits Stöckel hat darauf aufmerksam gemacht, daß bei den schwersten chronischen entzündlichen Adnexprozessen (Eierstöcke) nur noch durch diese Art der Behandlung ein Zustand gewisser Beschwerdefreiheit erreicht werden könne. Und auch heute noch, im Zeitalter der Antibiotika, weisen die Gynäkologen auf die Wichtigkeit dieser Behandlung hin. Es ist natürlich notwendig, daß man die Orte der Behandlungsmöglichkeiten kennt. Vor einer Operation, die dann freilich unter Umständen immer noch notwendig sein kann, ist ein Versuch auf jeden Fall lohnend.

Zunächst erfuhr ich von alten Seeleuten, daß sie ihre infizierten Wunden auf See in Meerwasser gebadet hätten, und zwar mit gutem Erfolg. Ferner mußten wir 1946, also kurz nach dem Kriege, als weder Medikamente noch Verbandsmaterial vorhanden waren, außerordentlich sparsam wirtschaften. Das ansonsten geschätzte Rivanol verfärbte die ganze Wäsche, so daß ich auf Abhilfe sann. In Erinnerung an die Behandlung der schmierigen infizierten Wunden in den Hamburger Kliniken mit Kochsalz- und Traubenzucker-Verbänden kam ich auf die Idee, Verbände mit Meerwasser anzulegen. Wie müßten erst durch Verbände mit den ganzen anderen gelösten Stoffen Granulationen angeregt werden, wenn schon die zwei Elemente des Kochsalzes solche Wirkung zeigten. Erwähnen will ich in diesem Zusammenhang die Behandlung mit Meerwasser bei großen Verbrennungen und Verbrühungen. Es kommt zu schnellen Granulationsbildungen und zur Erneuerung des Gewebes, so daß in den allermeisten Fällen keine Hautverpflanzung in Erwägung gezogen werden braucht. Die unterstützenden feuchten Verbände bei Erysipel („Wundrose“) und Erysepeloid reihen sich in die Behandlung der übrigen Zellgewebsentzündungen ein. Meerwasserumschläge und -tamponaden finden auch bei eitrigen Zellgewebsentzündungen und Panaritien Anwendung, wegen der stark entzündungshemmenden Wirkung. Natürlich werden die allgemeinen Grundsätze der Chirurgie mit Ruhigstellung durch fixierende Verbände usw. streng befolgt. Nach schnellem Abklingen eventuell bestehender Lymphknoten- und Lymphgewebsentzündungen kann man den Zeitpunkt der Reife eines Abszesses und des Einschnittes in Ruhe erwarten, und zwar ohne Gaben von Antibiotika, abgesehen vom Verdacht der Sehnenscheidenbeteiligung. Günstig ist auch die Kombination zwischen Meerwassertrinkkur und -umschlägen bei feuchtem Ekzem (Hautausschlag). Mir wurde aus der Ostzone ein desolater Fall von Ekzem am ganzen Körper stationär nach Westerland eingewiesen. Der Patient wurde vollständig in Meerwasserumschläge eingewickelt, außerdem eine Badebehandlung im offenen Meer durchgeführt. Der Erfolg war verblüffend. Ein Hauptgenesungsfaktor ist dabei auch dem Klima zuzuschreiben. Sicher wirken in solchen Fällen alle Faktoren zusammen, ebenso bei der Behandlung von Psoriasis (Schuppenflechte). Ein besonderes Gebiet ist die Behandlung des Ulcus cruris (Beingeschwür), natürlich unter Berücksichtigung der in der Chirurgie geltenden Regeln. Anfangs behandelte ich alle Patienten noch stationär. Inzwischen habe ich die Erfahrung gemacht, daß viele Patienten auch zu Hause betreut werden können, ohne Fesselung ans Bett. Ich gehe folgendermaßen vor: Eine dünne Zellstofflage wird mit wasserfestem Leukoplast über dem Geschwür befestigt. Erst dann mit Meerwasser befeuchten, da das Pflaster sonst nicht anklebt. Man kann nun den dünnen Verband leicht feucht halten. So gelang es, ein seit 30 Jahren bestehendes, über handflächengroßes Ulcus zu schließen.

Auch ein stinkendes, seit Jahren bestehendes trophisches Geschwür an der Fußsohle wurde nach Ischiasdurchschuß, und zwar ambulant auf dem Festland, ohne Rückfall erfolgreich behandelt. Einen weiteren Beweis, daß sich Meerwasser auch zu Hause anwenden läßt, lieferte Professor Horatz, Hamburg-Eppendorf. Unter einem extrem kurzen Amputationsstumpf, direkt unterhalb des Knies, verblieb eine unter Spannung stehende, schlecht heilende Wunde. Am Nordseestrand badete er den Defekt im offenen Meer und nahm sich Wasser in Kübeln mit nach Hause, wobei die Wunde durch ständige Umschläge vollkommen ausheilte.

Noch einen kurzen Ausblick in das Gebiet der Gynäkologie. Mir wurde in Westerland eine Frau mit einem totalen Uterusprolaps (Gebährmuttervorfall) zur vaginalen Plastik eingewiesen. Jedoch ging von der Portio aus ein riesiges Geschwür auf die ganze vordere und hintere Scheide über, schmierig belegt, scharf ausgestanzt, mit einem hochgradig ödematös durchtränkten, wallartigen Rand. Mein erster Gedanke galt der Möglichkeit eines Neoplasmas. Um zunächst eine Säuberung des stinkenden Prozesses zu erzielen, wurde nach der Reposition des Uterus die Scheide mit einem Meerwassersole-Tampon ausgestopft, um die Reposition zu erhalten. Zu meiner Überraschung war bereits beim ersten Tamponwechsel nach 3 Tagen der ganze Defekt bis auf eine fingernagelgroße, saubere Granulation abgeheilt und das Ödem verschwunden.

Die Möglichkeit, frische sterile Operationswunden mit Meerwasserverbänden zu bedecken, kann sich die kosmetische Chirurgie zunutze machen. Angeregt durch einen meiner Vorträge, behandelte Herr Dr. Ebenroth aus Hannover eine Patientin, der nach einem Autounfall stark entstellende Narben im Gesicht zurückgeblieben waren. Nach Herausschneiden der Narben bildeten diese sich in gleicher Stärke wieder. Danach neues Ausschneiden und ein Belegen der Wunden mit Meerwasser-sole-Verbänden, diesmal endlich mit gutem kosmetischen Resultat. Wenn von der Sole die Rede ist, so meine ich stets das 3,2%ige Nordseewasser. Die übrigen granulierenden und epithelisierenden Verbände werden mit dem 1:3 verdünnten Meerwasser angelegt, wie bei der Trinkkur.

Eine denkbare Indikation für Meerwasser ist die Behandlung von Nackenkarbunkeln, die wenn möglich ganz herausgeschnitten werden sollten. Die Phlegmonen besitzen jedoch manchmal eine derartige Ausdehnung, daß ein völliges Entfernen nicht durchführbar ist, will man nicht fast den ganzen Hals ausschneiden. Die zurückbleibenden Höhlen und Taschen werden mit Meerwassersole austamponiert. In sehr kurzer Zeit werden die abgestorbenen Gewebeteile (Nekrosen) aufgelöst und abgestoßen, sie „schmelzen wie Butter an der Sonne". Auch jetzt können wieder die emporschießenden Granulationen unter 1:3 verdünntem Meerwasser und die schnelle Gewebeerneuerung beobachtet werden. Bemerkenswert ist die Ästhetik der zurückbleibenden, auffallend kleinen Narben, im Gegensatz zu den häßlichen Narben nach früheren Kreuzschnitten. Die Kosmetik spielt auch eine große Rolle bei der Behandlung der Brustabszesse. Kann man den Einschnitt nicht von der Unterseite ausführen, genügt bei einem allerdings reifen Abszeß ein für chirurgische Begriffe recht kleiner Schnitt mit nachfolgender Sole-Tamponade. Bereits beim ersten Verbandswechsel ist die ganze Höhle sauber und ohne abgestorbenes Gewebe. Dann wieder verdünnte Meerwassertamponade, verbunden mit einem ästhetischen Effekt, für den die Patientin dankbar ist.

Ein kurzer Ausblick in das Gebiet des Hals-Nasen-Ohren-Heilkunde: Eine Ärztin litt seit Jahren an einer beidseitigen Kiefernhöhlenentzündung. Im Februar 1982 wurde durch Operation ein Loch zwischen Nase und Höhlen gemeißelt, aus denen sich ständig Eiter entleerte. Im Juni besorgte ich ihr 1:3 verdünntes Meerwasser, das sie zur Spülung mit der Nase aufschnaubte. Bereits nach achtmaligem Gebrauch trat kein Eiterfluß mehr auf. Vernünftigerweise wird natürlich das Spülen weiter fortgesetzt.

Im Frühjahr 1972 kam ein Patient mit einer riesigen eitrigen Entzündung (Phlegmone) am Unterarm zur Aufnahme. Daumendicke Nekrosen von Haut und Fett hatten sich ausgebildet, die sich auf Sole-Behandlung hin abstießen oder entfernen ließen. Es entstand eine riesige Wundfläche, die den halben Arm ergriffen hatte. Durch ständiges Feuchthalten mit verdünntem Meerwasser kam es zur Granulation und Erneuerung des Gewebes, so daß nicht einmal eine Hautverpflanzung in Erwägung gezogen werden brauchte.

Ein weiteres Beispiel dafür, daß die Meerwasser-Therapie nicht an die Küste gebunden ist, ist die Krankengeschichte einer 55 Jahre alten, mittelgroßen Zuckerpatientin mit einem Blutzucker von 300 mg% und einem Gewicht von über 100 kg. Bei der Konsultierung des Internisten bestand eine Phlegmone, wie man sie selten zu Gesicht bekommt. Von der Innenseite des linken Oberschenkels unter dem Leistenband entlang zog sich bis auf den Rücken eine blauschwarz-grünliche Verfärbung hin, unter der die gesamte beträchtliche Fettschicht in einer jauchigen Flüssigkeit schwamm. Faustgroße Nekrosen ließen sich bis zur Wirbelsäule entfernen, so daß man einen Arm in den Defekt einlegen konnte. Auffallend waren der Verschluß sämtlicher Gefäße, so daß beim Ausschneiden nicht ein Tropfen Blut floß, und die völlige Unempfindlichkeit, der Eingriff konnte ohne Narkose vorgenommen werden. Die Prognose schien hoffnungslos. Nach zweimaligem Wechsel der Meerwasser-Tamponade (Sole) trat eine allgemeine, unerwartete Reinigung der ganzen Wundfläche ein, und kleine Blutungen sprachen für den Beginn der Granulationen.

In größer werdenden Abständen von 4–8 Tagen wurde der Tamponadenwechsel mit verdünntem Meerwasser vorgenommen. Nach dem achten Wechsel konnte die Patientin in ambulante Behandlung entlassen werden.

Ich erwähne weiter einen großen Bauchdeckendefekt, der durch Blutung und Nekrose von Haut und subkutanem Fett nach einer Unfallprellung entstanden war. Nach Granulierung und Epithelisierung durch Meerwassertamponaden kam es zu einer kosmetischen Narbe wie bei einem Pfannenstiel-Schnitt, ebenfalls ohne Naht.

Die heute so häufigen Verkehrsunfälle erinnern stark an die Folgeerscheinungen der Nachkriegszeit mit den vielen Schuß-Osteomyelitiden (Knocheneiterungen), die in der ersten Zeit meiner Westerländer Tätigkeit zahlreich vorkamen. Es mußten große Ausmuldungen vorgenommen werden. Ohne nach der früheren Art einen Muskel auf den Knochen zu fixieren, wurde die riesige Wunde mit einem Meerwasser-Tampon ausgelegt, und zwar mit 3,2%iger Sole. Es war überraschend, mit welcher Schnelligkeit Granulationen den blanken Knochen überzogen, wie aus der Tiefe die Granulationen zur Oberfläche emporsprossen und das neue Gewebe vom Rande her die Wunde schloß. Unter verdünnten Meerwasserumschlägen gibt es keine überschüssigen Granulationen, so daß man nicht zu ätzenden Medikamenten greifen muß. Nach solcher Behandlung habe ich nie einen Rückfall beobachtet.

Durch eine Verwundung in Afrika bestand am rechten Oberschenkel eines Patienten ein Falschgelenk (Pseudarthrose). In einem schleswig-holsteinischen Krankenhaus wurde eine Fixierung durch Küntscher-Nagel vorgenommen. Bekanntlich sind ja bei Schußverletzungen in der Tiefe immer noch Bakterien vorhanden. Statt nun die Wunde ganz offen zu lassen oder unter Antibiotika eine primäre Naht vorzunehmen, wurden mehrere Eiterableitungen eingelegt, unter denen es zu einer langjährigen, nicht zu beeinflussenden Eiterung kam. In einer Kieler Klinik wurde der Nagel ausgewechselt, allerdings ohne Erfolg und mit weiterer Eiterung. Man kann verstehen, daß Patient und Chirurg mit der Zeit ungeduldig wurden, und der Arzt schließlich dem Patienten empfahl, Hoins an der Nordsee aufzusuchen. Tatsächlich heilte die Wunde nach kurzer Zeit durch Einlegen von Meerwasser-Tamponade ab, und es bildeten sich belastbare Knochenüberbrückungen.

Ein junger Patient hatte infolge Kriegsverletzung eine große Knocheneiterung im dicken Oberschenkelknochen, direkt im Anschluß an das Kniegelenk. Die Mulde war so groß, daß eine Belastung des Beines wegen des nur noch in geringem Maße verbliebenen Knochenrestes, vor allen Dingen des Spanes an der Außenseite des Knochenschaftes, kaum möglich schien. Unter der Meerwasserbehandlung trat allerdings das Gegenteil ein. Nach Jahren sah ich am Strand den Patienten allein einen schweren Strandkorb schleppen. Hieraus kann man schließen, daß der Knochen eine gewisse Stabilität erreicht haben muß.

Zum Schluß noch ein Beispiel der starken regenerationsfördernden Wirkung des Meerwassers, wie man es kaum für möglich hält. Beim Bohren nach Erdöl wird der Satz aus dem Bohrloch mittels eines Schlauches mit etwa 70 atü herausgespült. Ein hoher Druck im Verhältnis zu dem eines Autoreifens. Durch das Platzen eines solchen Schlauches wurde das linke Bein eines etwa 26 Jahre alten Mannes zertrümmert. Bei der Versorgung der Wunden habe ich die einzelnen Knochenstücke mit einem Küntscher-Nagel aufgefädelt. Trotz der Antibiotika-Behandlung kam es durch Beteiligung des Kniegelenkes bei einem Riß zu Infektion und Sepsis (Blutvergiftung), mit einer blutenden Aussaat und Knochenmarkentzündung der rechten Clavicula (Schlüsselbein). Das ganze Schlüsselbein mußte entfernt werden.

Von einigen erhaltenen Periostresten (Knochenhaut) aus kam es nun nach Meerwassertamponaden zu einer ungeahnten Regeneration des Knochens, der zu doppelter Dicke heranwuchs.

UNTERSTÜTZUNG DURCH DIÄT

Gesunde Ernährung aus dem Meer

Der ausgezeichnete Geschmack und der hohe Gesundheitswert von Meeresfrüchten, der Vielfalt von Fischen, Krabben usw., ist sicher hinreichend bekannt.

Als Leiter der medizinisch-ernährungsphysiologischen Abteilung einer Universität bin ich seit vielen Jahren mit der Frage nach der Unbedenklichkeit und Reinheit solcher Nahrungsmittel befaßt. Während in den warmen Mittelmeerländern die Brutstätten für Cholera und den Gelbsuchtvirus in allen Schalentieren (Shrimps, Muscheln usw.) auftreten können, kommt dies bei Meerestieren nördlicher Breiten wegen der Kälte des Wassers nie vor. Im Gegensatz zu Fischen aus Binnenflüssen und vielen Binnenseen weisen die Meeresfische einen relativ hohen Reinheitsgrad auf und enthalten nach unseren bisherigen Kenntnissen keine gesundheitsschädlichen Stoffe wie z.B. Quecksilber, Pestizide o.ä., zumindest bei den Tieren, die in den Läden auf den Nordseeinseln und an der Küste angeboten werden. Zur Überwachung finden ständige Kontrollen der chemischen Landesuntersuchungsämter statt. Der Großteil der dort angebotenen Fische wird weit in der offenen, meist nördlichen Nordsee gefangen oder kommt, nach der Reduzierung der deutschen Fangflotte, mit Importen aus anderen Ländern.

Tab. 24 gibt eine Nährwert-Zusammenstellung über Fische und Meerestiere wieder, der die wichtigsten Inhaltsstoffe zu entnehmen sind. Der Gesundheitswert besonders der typischen mageren Fische, die in unseren Regionen verzehrt werden, wie Kabeljau, Schellfisch usw., ist sehr hoch. So enthalten Kabeljau und Schellfisch 17–18% Eiweiß und extrem wenig Fett, nämlich nur 0,1 bis 0,3%. Dementsprechend enthalten beide Fische in 100g nur ca. 78 Kalorien. Selbst das magerste Rinderfilet käme noch auf 122 Kalorien in 100g. Wer nicht zunehmen oder gar eine Abmagerungskur durchführen möchte, sollte auf einige Rezepte der nachfolgend angeführten Fischgerichte zurückgreifen.

Tab. 21 zeigt den hohen Jodgehalt unserer Seefische, der zur Vorbeugung bzw. Behandlung von Kropf und für die Durchblutungsförderung des Gehirns von Bedeutung ist. In früheren Jahrzehnten wurde besonders bei älteren Leuten gern eine Behandlung mit Jodtabletten 0,01 bis 0,05mg Jod einmal täglich in einem Glas Wasser aufgelöst, über 14 Tage gegeben) zur Besserung der Arterienverkalkung, besonders der Gehirngefäße, verordnet. Im Fisch wird Jod hochgradig in natürlicher Form angeboten. (Vgl. auch die Bedeutung des Jods im Kapitel über die Meerwassertrinkkur).

Kabeljau und Schellfisch sind extrem arm an Fetten und gesättigten Fettsäuren, dabei relativ reich an der einzigen „hochungesättigten" Fettsäure, der Linolsäure, die für den Menschen unentbehrlich ist. Der Bedarf beträgt 1,2g pro 1000 Kalorien, bei 3000 Kalorien Tageszufuhr entspricht dies 3,6g Linolsäure. Die besagten Fische liefern in 100g ca. 1,2g Linolsäure. Bei einer Mahlzeit mit 200g Fisch wird mit 2,4g bereits ein Großteil des Tagesbedarfs an Linolsäure gedeckt (Tab. 23). Diese Fische

Jodgehalt einiger Nahrungsmittel

	Proben	Mittel	$s_{\bar{x}}$	Median
		µg Jod in 100g eßbarer Substanz		
Meerestiere	7	66	18	54
Gemüse	13	32	10	28
Fleisch, Wurstwaren	12	26	7	17,5
Eier	11	26	8	14,5
Milch, Milchprodukte	18	13	1	13,9
Brot, Getreideprodukte	18	10	2	10,5
Früchte	18	4	2	1,8

Jodgehalt von Meerestieren

	Mittelwert	Bereich
	µg Jod in 100g eßbarer Substanz	
Flunder	51	9–107
Schellfisch	139	122–169
Kabeljau, getrocknet	100	75–139
Garnelen	36	29–43
Languste	44	38–49
Tintenfisch	20	15–30
Austern	140	100–200
Lebertran	700	510–870

Tab. 21 Jodgehalt.

sind auch reich an natürlichem Fluorid, zur Vorbeugung von Karies besonders bei Jugendlichen. Die Eiweißzusammensetzung der Fische ist von höchster Qualität. Sie enthalten alle „essentiellen“ Aminosäuren, die der Mensch benötigt. Weiterhin liefern sie wertvolle Mineralien (Tab. 22) und Spurenelemente sowie Vitamine (Tab. 24). Unter den tierischen Eiweißlieferanten ist der magere Seefisch insgesamt gesehen wertvoller als Rinder- oder Schweinefleisch.

Mittelwerte mg/100 g eßbarer Anteil	Natrium	Kalium	Kalzium	Phosphor	Magnesium
Seefische frisch	83	317	21	218	34
Süßwasserfische frisch	34	388	22	202	30
Hummer	270	220	61	234	
Muscheln	296	277	27	246	36
Walfleisch	100	300	12,2	153	

Tab 22 Mineralstoffe.

Fische	**Linolsäure g/100 g**
Dorsch (Kabeljau)	1,2
Makrele	1,1
Hering	1,6
Forelle	4,6
Lachs	1,5
Aal	1,0
Rotbarsch	2,0
(Der Tagesbedarf liegt bei 1,2 g/1000 Kalorien)	

Tab. 23 Linolsäuregehalt (essentielle, hochungesättigte Fettsäure) in einigen Fischen.

100 g eßbare Substanz enthalten	Wasser	Proteine	Fette: Gesamt	Fette: Polyenfettsäuren	Fette: Cholesterin	Kohlenhydrate	Energie		Vitamine: A + β-Carotin	Thiamin	Riboflavin	B_6	Niacin	Ascorbinsäure	Natrium	Kalium	Elemente: Kalzium	Magnesium	Eisen	Zink	Phosphor
	g	g	g	g	g	g	kcal	MJ	IE	mg	mg	mg	mg	mg	mg	mg	mg	mg	mg	mg	mg
Aal	60,7	12,7	25,6	–	0,05	0	285	1,19	2000	0,15	0,31	0,28	2,2	1,8	78	247	18	18	0,7	0,2 -0,8	166
– geräuchert	50,3	18,6	27,8	–	–	0,8	333	1,39	2500	0,14	0,35	0,15	3,8	–	798	239	95	50	0,7	0,3 -1,0	211
Austern	83,0	9,0	1,2	–	0,11 -0,33	4,8	68	0,28	310	0,18	0,23	0,11	2,5	Spur	73	110	94	42	5,5	149	143
Barsch (Flußbarsch)	79,5	18,4	0,8	–	0,07	0	86	0,36	30	0,075	0,12	–	1,7	–	67	238	20	27	1	2,5	198
Flunder	81,3	16,7	0,8	–	0,06	0	79	0,33	30	0,22	0,21	0,25	3,8	–	68	332	12	31	0,8	–	195
Forelle	77,6	19,2	2,1	–	0,06	0	101	0,42	150	0,09	0,25	–	3,5	–	39	470	19	25	1,0	–	220
Garnelen (Crevetten)	78,2	18,7	2,2	–	0,14	–	97	0,41	10	0,07	0,05	0,13	1,3	2	140	258	63	42	2,0	1,9	300
– in Büchsen, ohne Flüssigkeit	70,4	24,2	1,1	–	0,15	0,7	116	0,49	60	0,01	0,03	0,11	1,5	0	–	122	115	–	3,1	1,5	263
Hecht	80,2	18,2	1,2	–	–	0	89	0,37	–	0,15	0,07	–	1,7	–	70	300	20	30	0,7	–	210
Heilbutt	75,2	18,6	5,2	–	0,06	0	126	0,53	440	0,09	0,18	0,42	6	0	56	340	13	24	0,7	–	211
Hering	62,8	17,3	18,8	–	0,09	0	243	1,02	130	0,06	0,24	0,45	4,3	0,5	118	317	57	26	1,1	–	240
– mariniert (Bismarckhering)	60,2	18,3	14	–	–	–	204	0,85	150	–	0,08	0,15	3,3	–	1000	–	30	9	–	–	150
– geräuchert (Bückling)	61,0	22,2	12,9	–	–	0	211	0,88	40	0,04	0,28	0,35	3,3	–	720	285	66	50	1,4	–	254
Hummer	78,5	16,9	1,9	–	0,17	0,5	91	0,38	–	0,15	0,13	–	1,5	5	300	260	29	22	0,6	2,7	200
Kabeljau (Dorsch)	81,2	17,6	0,3	–	0,05	0	78	0,33	0	0,06	0,07	0,20	2,2	2	86	339	11	28	0,5	–	190
Kammuschel	79,8	15,3	0,2	–	0,04	3,3	79	0,33	0	0,04	0,06	–	1,3	–	150	420	26	–	1,8	–	208
Karpfen	72,4	18,9	7,1	–	–	0	145	0,61	300	0,08	0,04	–	1,5	1	51	285	34	15	1	–	220
Kaviar	46,0	26,9	15,0	–	0,3	3,3	262	1,10	–	0	–	–	–	–	2200	180	276	–	11,8	–	355

Krabbe (Riesenkrabbe)																					
in Büchsen	77,2	17,4	2,5	–	0,1	1,1	101	0,42	–	0,08	0,08	0,35	2,5	Spur	1000	110	45	48	0,8	2	182
Lachs (Salm)	65,5	19,9	13,6	5,3	0,04	0	208	0,87	220	0,17	0,17	0,98	7,5	1	48	391	29	29	0,8	0,8	266
– geräuchert	58,9	21,6	9,3	–	–	0	176	0,74	–	–	–	–	–	–	–	–	14	–	–	2	245
– in Büchsen	64,2	21,7	12,2	–	0,04	0	203	0,85	60	0,03	0,18	0,45	6,5	Spur	540	330	67	30	1,3	1,1	285
Makrele	67,2	19,0	12,2	–	0,08	0	191	0,80	450	0,15	0,35	0,70	7,7	0	144	358	5	33	1,0	–	239
– geräuchert	59,4	23,8	13,0	–	–	0	219	0,92	–	0,14	0,35	–	10	–	261	275	5	–	1,2	–	240
Miesmuschel	84,1	11,7	1,9	–	0,15	2,2	76	0,32	180	0,16	0,22	–	1,6	–	290	315	88	23	5,8	2	250
Rotbarsch, großer	77,9	18,9	3,0	–	–	0	108	0,45	30	0,09	0,08	0,41	2,5	3	94	345	46	–	1,0	–	212
Sandklaffmuschel																					
(Strandauster)	83,1	10,5	1,3	–	0,05	3,1	70	0,29	–	0,1	0,19	0,08	1,5	–	121	235	12	63	0,6	–	208
Sardinen	70,7	19,2	8,6	–	–	0	160	0,67	–	0,01	0,35	–	9,7	–	–	–	85	24	2,5	–	258
– in Büchsen, ganzer Inhalt	50,6	20,6	24,4	–	0,12	0,6	311	1,30	180	0,02	0,16	0,16	4,4	0	510	560	354	–	3,5	2,9	434
– in Büchsen,																					
ohne überschüssiges Öl	61,8	24,0	11,1	3	0,14	1,2	214	0,90	290	0,03	0,20	0,28	5,4	0	823	590	437	–	2,9	–	499
Schellfisch	80,5	18,3	0,1	–	0,06	0	79	0,33	60	0,06	0,17	0,2	3,0	0	99	301	18	24	0,7	1,7	197
Seezunge (Sole),																					
siehe die Werte für Flunder																					
Thunfisch																					
– in Büchsen, ganzer Inhalt	52,5	23,8	20,9	–	0,06	0	290	1,21	90	0,05	0,06	0,25	10,8	0	361	343	7	33	1,2	1,7	294
Tintenfisch	82,2	15,3	0,8	–	0,17	0	73	0,31	–	0,02	0,06	–	1,8	–	–	–	29	–	0,19	–	173
Zander	78,4	19,2	0,7	–	–	0,5	90	0,38	–	0,16	0,25	–	2,3	1	81	237	27	18	1,4	–	194

(Aus: Wissenschaftliche Tabellen, Geigy, Basel, 1977)

Tab. 24 Nährwerttabelle von Fischen und Meerestieren.

Menüpläne für 14 Tage

Jeder Menüplan ist für die Zubereitung einer Mahlzeit für vier Personen zusammengestellt, die dazugehörigen Nährwertangaben wurden sinnvollerweise für nur eine Person berechnet.

	Eiweiß g	Fett g	Kohlenhydrate g	Kalorien kcal	 kJ
Menü 1 – 17	39	20	82	690	2890
Menü 8 – 14	44	23	74	720	3015
★	36	22	82	690	2890

	Natrium (Na) mval	Kalium (K) mval	Magnesium (Mg) mval	Kalzium (Ca) mval	Phosphor (P) mg
Menü 1 – 17	15	57	16	14	601
Menü 8 – 14	16	52	13	13	650
★	15	53	12	12	571

	Eisen (Fe) mg	Zink (Zn) mg	Flour (F) mg	Jod (J) µg
Menü 1 – 17	7,4	2,4	0,4	277
Menü 8 – 14	6,0	2,6	0,4	202
★	7,8	4,8	0,3	68

	Vitamin B1 mg	Vitamin B2 mg	Vitamin C mg	Cholesterin mg	Polyenfettsäuren g
Menü 1 – 17	0,63	0,68	142	120	3,9
Menü 8 – 14	0,69	0,72	100	183	4,1
★	0,64	0,80	117	150	3,6

★ Vergleichbare Zahlen von berechneten Menüs für Voll- und Schonkost.

Tab. 25 Durchschnittliche Nährstoffzufuhr der Menüpläne.

Matjesfilet mit Pellkartoffeln und grünen Bohnen, Tomatensalat, Apfelkuchen

Matjesfilet:	500 g Matjesfilet wässern und trockentupfen. Aus 100 g Joghurt mit etwas kleingehackter Petersilie, Zwiebeln, Gewürzen und etwas Zitronensaft eine pikante Soße herstellen. Matjesfilets auf grünem Salat anrichten, die Soße darüber verteilen.
Pellkartoffeln:	700 g etwa gleich große Kartoffeln in der Schale garen.
Grüne Bohnen:	700 g geputzte Bohnen mit Salz und etwas Bohnenkraut in wenig Wasser garen und in 1 Teelöffel zerlassener Butter schwenken.
Tomatensalat:	400 g Tomaten in Scheiben oder Achtel schneiden. Salatsoße: 2 Teelöffel Öl, Essig oder Zitronensaft, Gewürze und Kräuter.
Apfelkuchen:	Verwendet werden kann ein einfacher Obstkuchen mit Mürbeteigboden und Obstauflage. Stück mit etwa 80 g.

Zufuhr an Nährstoffen:
Eiweiß 37 g, Fett 27 g, Kohlenhydrate 78 g, 740 kcal/3090 kJ.
Na 9 mval, K 54 mval, Mg 13 mval, Ca 11 mval, P 574 mg, Fe 5,7 mg, Zn 2,4 mg, F 0,5 mg, J 82 μg.
Vitamine: B1 0,50 mg, B2 0,73 mg, C 100 mg, Cholesterin 198 mg, Polyenfettsäuren 2,0 g.

Kartoffelsuppe, Fischsalat, Brot, Butter, Frischobst

Kartoffelsuppe:	400 g geschälte Kartoffeln, 200 g geputzten Lauch und 1 Bund Suppengrün mit Wasser, Salz und Gewürzen garen, durch ein Sieb streichen, abschmecken und mit Petersilie anrichten.

Fischsalat: 500 g Rotbarschfilet in einem pikanten Fischsud garen, abtropfen lassen und in grobe Stücke zerpflücken. 4 mittelgroße Tomaten, 1 kleine Paprikaschote und 1 Fenchelknolle in Würfel oder Streifen schneiden. Alles vermengen und mit der Salatsoße anmachen. Salatsoße: 2 Eßlöffel Öl, Essig oder Zitronensaft, Gewürze und Kräuter. Den Salat gut durchziehen lassen und mit Kresse und Feldsalat anrichten.

Brot, Butter: Pro Person 1 mittlere Scheibe Brot, 1 Teelöffel Butter.

Frischobst: Pro Person 1 Birne, 1 Apfel oder 1 Orange.

Zufuhr an Nährstoffen:
Eiweiß 36 g, Fett 21 g, Kohlenhydrate 84 g, 690 kcal/2895 kJ.
Na 18 mval, K 49 mval, Mg 13 mval, Ca 12 mval, P 563 mg, Fe 6,5 mg, Zn 2,6 mg, F 0,5 mg, J 117 μg.
Vitamine: B1 0,65 mg, B2 0,46 mg, C 165 mg, Cholesterin 78 mg, Polyenfettsäuren 4,5 g.

Seezunge in Weißwein, Salzkartoffeln, gemischter Salat, Rote Grütze

Seezunge in Weißwein: 4 Seezungen vorbereiten, abtupfen und in Mehl wälzen. In wenig Öl von beiden Seiten anbraten und dann in eine Auflaufform schichten. Mit Zitronensaft beträufeln, salzen, pfeffern und mit 1/4 Liter Weißwein übergießen. Im Ofen garen.

Salzkartoffeln: 700 g geschälte Kartoffeln in Salzwasser garen.

Gemischter Salat: 200 g Sauerkraut zerschneiden und mit je 100 g gewürfelten Tomaten und ungezuckerter Ananas aus Dosen vermengen, mit 2 Eßlöffeln Öl, Zitronensaft, Kräutern und Gewürzen anmachen, durchziehen lassen und auf Kressesalat anrichten.

Rote Grütze: 500 g gemischtes frisches Beerenobst mit 2 Eßlöffeln Zucker, etwas Zitronensaft, Zimtstange und 1 Nelke zum Kochen bringen, abschmecken und 30 g Tapioka einstreuen, quellen lassen. Portionieren, kaltstellen und mit Sahne (80 g) verziert anrichten.

Zufuhr an Nährstoffen:
Eiweiß 35 g, Fett 22 g, Kohlenhydrate 83 g, 710 kcal/2970 kJ.
Na 16 mval, K 49 mval, Mg 17 mval, Ca 10 mval, P 499 mg, Fe 5,9 mg, Zn 1,6 mg, F 0,3 mg, J 58 μg.
Vitamine: B1 0,40 mg, B2 0,42 mg, C 138 mg, Cholesterin 110 mg, Polyenfettsäuren 4,9 g.

Scholle gegrillt, Champignonreis, Blattspinat, Chicoréesalat, Melone

Scholle gegrillt: 4 Schollen vorbereiten, würzen und mit Zitronensaft und etwas Öl einreiben, im Grillgerät garen.

Champignonreis: 200 g Reis mit 1 Eßlöffel feingehackten Zwiebeln und 250 g geputzten und gewürfelten Champignons in wenig Öl andünsten, mit Wasser oder Gemüsebrühe auffüllen, salzen und gardünsten.

Blattspinat: 800 g geputzten Blattspinat mit 1 Teelöffel feingehackten Zwiebeln in 20 g Butter gardünsten, mit Salz und Muskat abschmecken.

Chicoréesalat: 400 g geputzten Chicorée in gleichgroße Scheiben schneiden und mit 100 g gewürfelten Orangen vermengen. Salatsoße: 1 Teelöffel Öl, 1 Eßlöffel saure Sahne, Zitronensaft, Gewürze und Kräuter.

Melone: Pro Person 200 g Melonenfleisch im Stück servieren, oder in Scheiben schneiden, mit Zitrone beträufeln, kühl servieren.

Zufuhr an Nährstoffen:
Eiweiß 40 g, Fett 21 g, Kohlenhydrate 77 g, 685 kcal/2870 kJ.
Na 15 mval, K 77 mval, Mg 23 mval, Ca 21 mval, P 727 mg, Fe 13,1 mg, Zn 3,1 mg, F 0,5 mg, J 341 µg.
Vitamine: B1 0,99 mg, B2 1,19 mg, C 201 mg, Cholesterin 110 mg, Polyenfettsäuren 6,1 g.

Kabeljau „bretonisch", Röstkartoffeln, grüner Salat, Trauben

Kabeljau „bretonisch": 800 g Kabeljaufilet vorbereiten und mit Zitronensaft, Gewürzen und Salz einreiben.
Eine pikante Soße herstellen aus 600 g abgezogenen Tomaten, 3 Eßlöffeln gehackten Zwiebeln, 1/8 Liter Weißwein, Saft einer Zitrone, Salz, Pfeffer, Thymian. Den Fisch in eine ausgefettete Auflaufform legen, die Soße darüber verteilen, im Backofen garen lassen. 60 g Sahne unterheben und mit Petersilie bestreut anrichten.

Röstkartoffeln: 700 g geschälte Kartoffeln in Achtel schneiden und in eine ausgefettete Auflaufform geben, salzen und würzen. Im Ofen garen.

Grüner Salat: 400 g geputzten Endiviensalat in Streifen schneiden. Salatsoße: 2 Teelöffel Öl, Essig oder Zitronensaft, Gewürze und Kräuter.

Trauben: Pro Person etwa 200 g Trauben.

Zufuhr an Nährstoffen:
Eiweiß 45 g, Fett 14 g, Kohlenhydrate 81 g, 660 kcal/2760 kJ.
Na 13 mval, K 72 mval, Mg 13 mval, Ca 10 mval, P 618 mg, Fe 6,1 mg, Zn 2,8 mg, F 0,5 mg, J 264 µg.
Vitamine:
B1 0,57 mg, B2 0,47 mg, C 99 mg, Cholesterin 115 mg, Polyenfettsäuren 4,1 g.

Räucherfisch-Auflauf, Reis, gemischter Salat, Pfirsich gedünstet

Räucherfisch-Auflauf: 500 g geputzten Porree in gleichmäßig dicke Stücke schneiden und in Salzwasser garen, abtropfen lassen. Aus 30 g Margarine und 30 g Mehl eine Mehlschwitze herstellen, mit Gemüsebrühe ablöschen, 150 g Joghurt einrühren und pikant abschmecken. 300 g geräucherten Seelachs grob zerpflücken und in eine Auflaufform legen, Porree darüber verteilen, dann die Soße. 2 Eßlöffel Paniermehl und 3 Eßlöffel Parmesan darüberstreuen und im Backofen überbacken.

Reis: 200 g Reis in Salzwasser garen.

Gemischter Salat: Je 100 g Kopfsalat, Radieschen, Tomaten und gekochten Spargel mit der Salatsoße vermengen. Salatsoße: 2 Teelöffel Öl, Essig oder Zitronensaft, Gewürze und Kräuter.

Pfirsich gedünstet: 4 mittelgroße Pfirsiche kurz in kochendes Wasser geben, abschrecken, die Haut abziehen, in wenig Zuckerwasser mit etwas Zimt und Nelken gardünsten.

Zufuhr an Nährstoffen:
Eiweiß 29 g, Fett 15 g, Kohlenhydrate 90 g, 630 kcal/2630 kJ.
Na 15 mval, K 31 mval, Mg 13 mval, Ca 18 mval, P 641 mg, Fe 5,4 mg, Zn 2,4 mg, F 0,2 mg, J 215 μg.
Vitamine: B1 0,52 mg, B2 0,62 mg, C 73 mg, Cholesterin 23 mg, Polyenfettsäuren 3,0 g.

Fischfilet mit Fenchelgemüse, Pellkartoffeln, Feldsalat, Himbeerspeise

Fischfilet mit Fenchelgemüse: 800 g Schellfischfilet vorbereiten, mit Zitronensaft und Gewürzen einreiben und in einen Römertopf legen.

600 g geputzte Fenchelknollen in kochendem Salzwasser überwellen, abtropfen lassen, je

nach Größe halbieren oder vierteln und über den Fisch verteilen, mit 2 Teelöffeln Butterflöckchen belegen und im Backofen garen.

Pellkartoffeln: 800 g gleichgroße Kartoffeln in der Schale garen.

Feldsalat: 200 g geputzter Feldsalat. Salatsoße: 2 Teelöffel Öl, Essig oder Zitronensaft, Gewürze und Kräuter.

Himbeerspeise: 400 g fertiggekochten Vanillepudding in Portionsschälchen füllen, 200 g Himbeeren mit 1 Eßlöffel Zucker vermengen und den Pudding damit verzieren. Je 1 Teelöffel Sahne darübergießen.

Zufuhr an Nährstoffen:
Eiweiß 49 g, Fett 18 g, Kohlenhydrate 79 g, 710 kcal/2960 kJ.
Na 19 mval, K 70 mval, Mg 17 mval, Ca 19 mval, P 682 mg, Fe 8,9 mg, Zn 1,9 mg, F 0,4 mg, J 861 µg.
Vitamine: B1 0,75 mg, B2 0,86 mg, C 215 mg, Cholesterin 203 mg, Polyenfettsäuren 2,5 g.

Heringe gegrillt, Kartoffelbrei überbacken, gedünstete Tomaten, Kressesalat, Bratapfel

Heringe gegrillt: 4 mittelgroße grüne Heringe vorbereiten, mit Salz, Pfeffer und Zitronensaft einreiben und im Grillgerät garen. Mit etwas Butter und Zitronenscheiben anrichten.

Kartoffelbrei überbacken: 700 g geschälte Kartoffeln kochen und durch ein Sieb streichen, mit etwas Milch und Kartoffelbrei verrühren, mit Salz und Muskat abschmecken und in eine ausgefettete Auflaufform verteilen. Mit 1 Teelöffel zerlassener Butter bestreichen und im Ofen überbacken.

Gedünstete Tomaten: 700 g Tomaten in eine Auflaufform oder Pfanne setzen, oben kreuzweise einritzen, würzen, etwas Gemüsebrühe angießen und bei geschlossenem Deckel garen.

Kressesalat: 200 g Kresse. Salatsoße: 2 Teelöffel Öl, Essig oder Zitronensaft, Gewürze und Kräuter.

Bratapfel: 4 mittelgroße Äpfel ausstechen und mit einer Mischung aus 2 Eßlöffeln Konfitüre, etwas Zitronensaft und 2 Teelöffeln gemahlenen Nüssen füllen. Im Backofen oder Grillgerät garen.

Zufuhr an Nährstoffen:
Eiweiß 34 g, Fett 31 g, Kohlenhydrate 69 g, 720 kcal/3010 kJ.
Na 9 mval, K 58 mval, Mg 13 mval, Ca 10 mval, P 565 mg, Fe 6,6 mg, Zn 2,0 mg, F 0,6 mg, J 113 µg.
Vitamine: B1 0,47 mg, B2 0,63 mg, C 126 mg, Cholesterin 145 mg, Polyenfettsäuren 2,7 g.

Gemüsesuppe, Fischpastete, Brot, Butter, grüner Salat, Orangensalat

Gemüsesuppe: 500 g feingeschnittenes grünes Gemüse, 1 gewürfelte Kartoffel, 1 Teelöffel feingeschnittene Zwiebeln in 1 Teelöffel Butter andünsten, salzen, würzen und mit Wasser aufgießen, garen lassen und abschmecken, mit Petersilie bestreut anrichten.

Fischpastete: 600 g Seehecht vorbereiten, in kleine Stücke schneiden, würzen und mit Zitronensaft einreiben, 200 g abgezogene Tomaten würfeln.
2 gehäufte Eßlöffel feingehackte Zwiebeln in 1 Teelöffel Öl glasig dünsten. Alle Zutaten abwechselnd in eine ausgefettete Auflaufform schichten und mit gehackter Petersilie und Schnittlauch bestreuen. 200 g Joghurt mit 3 Eiern verquirlen, salzen, pfeffern und diese Mischung über den Fisch gießen. Je 2 Eßlöffel Parmesan und Paniermehl darüber streuen, mit 1 Teelöffel Butterflöckchen darauf verteilen und im Ofen backen.

Brot, Butter: Pro Person 1 mittlere Scheibe Brot (75 g) und 10 g Butter.

Grüner Salat: 200 g geputzter grüner Salat. Salatsoße: 2 Teelöffel Öl, Essig oder Zitronensaft, Gewürze und Kräuter.

Orangensalat: 600 g Orangenfleisch in dünne Scheiben oder Stifte schneiden und mit 1 Eßlöffel Zucker bestreuen. Gut durchziehen lassen.

Zufuhr an Nährstoffen:
Eiweiß 47 g, Fett 23 g, Kohlenhydrate 83 g, 755 kcal/3160 kJ.
Na 27 mval, K 46 mval, Mg 12 mval, Ca 21 mval, P 682 mg, Fe 6,8 mg, Zn 4,0 mg, F 0,4 mg, J 24 μg.
Vitamine: B1 0,70 mg, B2 0,85 mg, C 140 mg, Cholesterin 285 mg, Polyenfettsäuren 3,0 g.

Heilbutt gegrillt, Bouillonkartoffeln, Zucchini, grüner Salat, Eis

Heilbutt gegrillt: 4 mittlere Heilbuttscheiben mit Öl, Gewürzen und Zitronensaft einreiben und im Grillgerät garen.

Bouillonkartoffeln: 600 g geschälte Kartoffeln in fingerdicke Scheiben schneiden, kurz in kochendes Salzwasser geben, abtropfen lassen und in eine gefettete Auflaufform schichten, mit feingehacktem Suppengrün bestreuen, salzen, würzen und mit etwas Gemüsebrühe angießen. Im Ofen garen.

Zucchinigemüse: 800 g geputzte Zucchini in Scheiben schneiden. In einem dickwandigen Topf 1 Eßlöffel feingehackte Zwiebeln in 1 Teelöffel Butter andünsten, die Zucchini dazugeben, salzen, würzen und bei geschlossenem Deckel garen, mit Petersilie bestreut anrichten.

Grüner Salat: 200 g geputzter grüner Salat. Salatsoße: 2 Teelöffel Öl, Essig oder Zitronensaft, Gewürze und Kräuter.

Eis: 150 g Eis pro Person.

Zufuhr an Nährstoffen:
Eiweiß 48 g, Fett 26 g, Kohlenhydrate 66 g, 720 kcal/3000 kJ.
Na 13 mval, K 57 mval, Mg 11 mval, Ca 16 mval, P 670 mg, Fe 6,4 mg, Zn 2,3 mg, F 0,3 mg, J 106 µg.
Vitamine: B1 1,40 mg, B2 0,80 mg, C 73 mg, Cholesterin 143 mg, Polyenfettsäuren 4,8 g.

Schellfisch mit Gemüsefüllung, Salzkartoffeln, gemischter Salat, Orangenschnee

Schellfisch mit Gemüsefüllung: 800 g Schellfisch vorbereiten und mit Gewürzen und Zitronensaft einreiben.
150 g feingeschnittenes Suppengrün, 200 g gewürfelte Champignons und 2 Eßlöffel feingehackte Zwiebeln in 1,5 Eßlöffel Öl andünsten, würzen und in den Fisch füllen, alles in den Römertopf legen und bei geschlossenem Topf garen.

Salzkartoffeln: 800 g geschälte Kartoffeln in Salzwasser garen, in 2 Teelöffel Butter schwenken und mit gehackter Petersilie bestreut anrichten.

Gemischter Salat: 200 g geputzter Kopfsalat, 100 g in Streifen geschnittene Paprikaschoten. Salatsoße: 2 Teelöffel Öl, Essig oder Zitronensaft, Gewürze und Kräuter.

Orangenschnee: 600 g frisch gepreßten Orangensaft mit etwas Zitronensaft und 40 g Zucker abschmecken. 6 Blatt Gelatine auflösen und unter den Saft rühren. Wenn die Speise anfängt, dicklich zu werden, 100 g geschlagene Sahne unterziehen und in Portionsschälchen füllen.

Zufuhr an Nährstoffen:
Eiweiß 47 g, Fett 18 g, Kohlenhydrate 72 g, 660 kcal/2750 kJ.
Na 12 mval, K 58 mval, Mg 12 mval, Ca 7 mval, P 604 mg, Fe 5,0 mg, Zn 1,9 mg, F 0,4 mg, J 857 µg.
Vitamine: B1 0,60 mg, B2 0,82 mg, C 173 mg, Cholesterin 158 mg, Polyenfettsäuren 3,7 g.

Heilbutt „normannisch", Salzkartoffeln, Tomatensalat, Aprikosenkompott

Heilbutt „normannisch": 4 mittelgroße Heilbuttscheiben vorbereiten und mit Zitronensaft, Gewürzen und gehackten Schalotten einreiben.
200 g gewürfelte Champignons in 2 Teelöffel Butter dünsten, salzen, würzen, mit Mehl bestäuben und anschwitzen lassen, mit ¼ Liter Cidre ablöschen und gut durchkochen, abschmecken und mit 1 Gläschen Calvados abrunden. Den Fisch in eine ausgefettete Auflaufform legen, die Soße darübergießen und das Ganze im Ofen garen. Vor dem Anrichten 100 g Sahne unter die Soße ziehen.

Salzkartoffeln: 600 g geschälte Kartoffeln in Salzwasser garen.

Tomatensalat: 200 g Tomaten in Scheiben oder Achtel schneiden. Salatsoße: 2 Teelöffel Öl, Essig oder Zitronensaft, Gewürze und Kräuter.

Aprikosenkompott: 500 g Dosenobst in Portionsschalen füllen.

Zufuhr an Nährstoffen:
Eiweiß 43 g, Fett 21 g, Kohlenhydrate 69 g, 705 kcal/2950 kJ.
Na 15 mval, K 57 mval, Mg 11 mval, Ca 5 mval, P 562 mg, Fe 4,6 mg, Zn 1,9 mg, F 0,3 mg, J 108 μg.
Vitamine: B1 0,43 mg, B2 0,51 mg, C 51 mg, Cholesterin 133 mg, Polyenfettsäuren 3,4 g.

Reisauflauf mit Fisch, Bleichsellerie gedünstet, Salat, Apfelkompott

Reisauflauf mit Fisch: 200 g Reis in Salzwasser garkochen und abtropfen lassen. 600 g Rotbarschfilet vorbereiten, in grobe Stücke schneiden und würzen.
2 Eßlöffel feingehackte Zwiebeln in 1 Teelöffel Butter andünsten, würzen. In eine ausge-

fettete Auflaufform abwechselnd Fisch, Zwiebeln und Reis verteilen. 300 g Milch mit 3 Eiern verquirlen, salzen, pfeffern und über den Auflauf gießen. Mit 2 Eßlöffeln Parmesan bestreuen und im Ofen backen.

Bleichsellerie gedünstet: 600 g geputzten Bleichsellerie der Länge nach aufschneiden und in kochendem Salzwasser überwellen, abtropfen lassen und mit 200 g abgezogenen Tomaten in eine ausgefettete Pfanne setzen. Würzen, salzen, mit etwas Gemüsebrühe angießen und bei geschlossenem Deckel garen. Mit Petersilie bestreut anrichten.

Salat: 200 g grüner Salat, geputzt. Salatsoße: 2 Teelöffel Öl, Essig oder Zitronensaft, Gewürze und Kräuter.

Apfelkompott: 600 g Apfelscheiben mit Zitronensaft, 2 Teelöffeln Zucker, etwas Zimt und Nelke in wenig Wasser gardünsten.

Zufuhr an Nährstoffen:
Eiweiß 45 g, Fett 24 g, Kohlenhydrate 76 g, 730 kcal/3060 kJ.
Na 21 mval, K 46 mval, Mg 15 mval, Ca 21 mval, P 802 mg, Fe 6,0 mg, Zn 2,8 mg, F 0,4 mg, J 125 µg.
Vitamine: B1 0,64 mg, B2 0,70 mg, C 64 mg, Cholesterin 290 mg, Polyenfettsäuren 3,8 g.

Fischfrikassee, Reis, gemischter Salat, Obstsalat

Fischfrikassee: 700 g Seehecht vorbereiten und in grobe Stükke schneiden, würzen und mit Zitronensaft beträufeln, beiseite stellen. 150 g Scampi aus der Dose oder tiefgefroren abtropfen lassen.
2 Eßlöffel feingehackte Zwiebeln mit 100 g gewürfelten Champignons in 30 g Öl andünsten, salzen, würzen und etwas Tomatenmark dazugeben, mit Mehl bestäuben, schwitzen lassen, mit ¼ Liter Weißwein und etwas Gemüsebrühe ablöschen. Durchkochen lassen,

	abschmecken und 3 Eßlöffel saure Sahne unterziehen. Fisch und Scampi in der Soße garziehen lassen.
Reis:	200 g Reis in Salzwasser garen.
Gemischter Salat:	200 g in Streifen geschnittener Endiviensalat, 100 g gewürfelte Tomaten, 200 g gekochter Spargel, 200 g grüne Gurke in Scheiben geschnitten. Salatsoße: 4 Teelöffel Öl, Essig oder Zitronensaft, Gewürze und Kräuter.
Obstsalat:	200 g geschälter Apfel, 50 g Bananenfleisch, 200 g Erdbeeren, 150 g dunkle Weintrauben, 20 g Zucker, etwas Zitronensaft. Obst zerkleinern und mit Zucker und Zitronensaft mischen, durchziehen lassen.

Zufuhr an Nährstoffen:
Eiweiß 46 g, Fett 18 g, Kohlenhydrate 81 g, 740 kcal/3100 kJ.
Na 16 mval, K 43 mval, Mg 15 mval, Ca 11 mval, P 668 mg, Fe 6,8 mg, Zn 3,3 mg, F 0,4 mg, J 80 μg.
Vitamine: B1 0,61 mg, B2 0,74 mg, C 75 mg, Cholesterin 125 mg, Polyenfettsäuren 7,2 g.

LITERATUR

Albanus, G.: Einflüsse des Seeklimas auf die Schleimhäute der oberen Luftwege. In C. Haeberlin: Lehrbuch der Meeresheilkunde. Urban & Schwarzenberg: Berlin u. Wien 1935. S. 113 ff.

Amelung, W.: Klimatische Behandlung innerer Krankheiten. Abhandlung a. d. Geb. d. Bäder- u. Klimaheilkunde, H. 4. Berlin: Springer-Verlag 1941. (Literatur bis 1940!)

Arndt, R.: Über den Mineralstoffwechsel unter dem Einfluß der Seeklimafaktoren. Verhandlg. Dtsch. Ges. inn. Med. 47. Kongr. Wiesbaden 1935.

Aschenbrenner, R.: Seeklima und Herzkrankheiten. Med.-meteorol. Hefte 1. H. 1, S. 38 (1949).

Bärschneider, M.: Meerwasser als innerliches Medikament. Stuttgart: Hippokrates, März 1956.

Behrendt, P.: Erholungskuren an der Nordsee in der praeventiven Medizin. Die Heilkunst, Nr. 5/1955, S. 163 – 165.

– Hautpflege und Heilung durch Meerwasser. Die Volksgesundheit, Heft 5/1955, S. 144/5.

Beneke, Fr. W.: Zur Kenntnis der Seebäder und ihrer Wirkung. Berl. klin. Wschr. 1872, 580.

– Über die sanitäre Bedeutung des Herbst- und Winteraufenthalts auf den deutschen Nordseeinseln. Dtsch. med. Wschr. 1882, 263.

Bensch, R.: Plaudereien vom Meeresklima und den Heilkräften der Nordsee. Borkum (1952).

– Asthmaheilkuren im Hochseeklima. Ärztliche Praxis, Nr. VIII/21/1956, S. 12 – 14.

Berliner, B.: Exp. psychologische Untersuchung über die Wirkung des Seeklimas. Veröff. Zentralst. Baln. 2. Heft 1. S. 1 (1913); Veröff. Med. Verw. 15, H. 3 (1920).

Bonacina, L. C. W.: Climate, Health and the British Resorts. In „British Health Resorts" 8 Edit. London 1950, p. 13.

Brockhaus Konservations-Lexikon, Leipzig und Wien, geograph. artist. Anstalt, diverse Ausgaben.

Brüning, H.: Bäder- und Kurortlehre für das Kindesalter. Stuttgart: Enke 1930.

Cauer, H. und Neymann, N.: Neue Untersuchungen auf dem Gebiet der Elektro-Aerosol-Inhalation (u. a. Verwendung von Meerestiefenwasser gegen Silikose), Schriftenreihe „Staub", Heft 33/1953.

Carnot et al.: Annuaire des Stations Hydrominérales Climatiques et Balnéaires de France. Paris 1950, p. 61.

Curschmann, H.: Über Physiologie und Pathophysiologie der Seewirkungen. Verhdlg. Ges. Dtsch. Naturforsch. u. Ärzte. 93. Versammlung, Hannover 1934, 159.

– Meeresheilkunde innerer Krankheiten. In C. Haeberlin: Lehrbuch der Meeresheilkunde. 1935, S. 61 ff.

Degkwitz, R.: Klimatische Kuren im Kindesalter. Leipzig: G. Thieme 1934.

Dirnagl, K.: Wirkungsmechanismus der Solequellen. Z. Bäder- u. Klimaheilkde. 25, H. 3 (1978).

Dorlöchter, A.: Probleme bei der Behandlung des kindlichen Asthmas mit autogenem Training. Mschr. Kinderhk. 97, 210 (1949).

Drexel, H., Dirnagl, K. u. Pratzel, H.: Experimentelle Ergebnisse zum chemischen Wirkungsmechanismus der Sole- und Seebäder. Z. Phys. Med. 1, 201 (1970).

van Eimern und Häckel, H.: Wetter- und Klimakunde, Verlag E. Ulmer, Stuttgart 1979.

Engel, St.: Indikationen des Seeklimas im Kindesalter. Ther. Gegenw. 30, 345 (1928).

– Meeresheilkunde und Krankheiten des Kleinkindes. Veröff. Zentralst. Baln. N. F. 25, 22 (1931).

Falk, W.: Das Facialisphänomen beim Kind im Seeklima, Mschr. Kindhk. 30, 434 (1925); Veröff. Zentralst. Baln. N. F. 2, 69 (1925).

Faust, V.: Biometeorologie, Hippokrates Verlag, Stuttgart, 2. Aufl. 1978.

Goeters, W.: Grundlagen der Meeresheilkunde. Stuttgart, G. Thieme, 1954.

– Die Bedeutung des Seeklimas u. der Seebäder für die Volksgesundheit. I. Geschichtliche Entwicklung der Meeresheilkunde u. der Seehospize. II. Die Kinderheime an der See u. ihre Bedeutung für die Kinderentsendefürsorge. Ztschr. Sozialhyg. 1, 36 u. 49 (1949).

– Die Bedeutung des Nordseeklimas für die Behandlung der extrapulmonalen Tuberkulose im Kindesalter. Med.-meteorol. Hefte 1, H. 1 S. 57 (1949).

– Der Nahrungsbedarf u. der Stoffwechsel von Kindern im Seeklima. Med. Klin. 1949, 1440.

– Soziale Thalassotherapie. N. Med. Welt 1950, 1294.

– Die Behandlung der extrapulmonalen Tuberkulose des Kindes im Nordseeklima. Med. Welt, 1951, 698.

– Allergische Erkrankungen des Kindesalters im Seeklima. Med.-meteorol. Hefte 1., H. 7., S. 7 (1952).

– Die sozialhygienische Bedeutung der Seebäder. Öff. Gesundh.-Dienst 14, 85 (1952).

Gundermann, O.: Klimatische Behandlung der chirurgischen Tuberkulose an der Nordsee. Dtsch. med. Wschr. 1926 I. 480.

Haber, H.: Unser Wetter, Deutsche Verlagsanstalt, Wiesbaden, 1971.

Haeberlin, C. (Wyk/Föhr): Grundlagen der Meeresheilkunde. Stuttgart, G. Thieme, 1954.

– Blutbefunde an der Nordsee. Berl. klin. Wschr. 1908, 800 u. 2301; Verhdlg. 4. internat. Thalassother. Kongreß Abbazia 1908, 37.

– Die Behandlung der extrapulomalen Tuberkulose an der Nordsee. Strahlenther. 25, 479 (1927).

– Die Meeresheilkunde. Strahlenther. 31, 264 (1929).
– Praktische Therapie an der Nordsee. In Engel-Pirquet: Handb. d. Kindertuberkulose. Bd. 2, 1105 ff. Leipzig: G. Thieme 1930.
– Praktische Erfahrungen in den Seebädern. Verhdlg. Gesellsch. Dtsch. Naturforscher u. Ärzte. 91. Versammlg. Hannover 1934, 160.
– Die Heilkräfte des Seeklimas. Verhdlg. Dtsch. Ges. Inn. Med. 47. Kongr. Wiesbaden 1935, S. 514.
– Lehrbuch der Meeresheilkunde. (Spez. Abschnitte: „Geschichtliches". Soziale Thalassotherapie" u. „Praktische Erfahrungen in den Seebädern") Berlin u. Wien: Urban & Schwarzenberg 1935.
– Praxis und Theorie der Meeresheilkunde. Ergebn. physikal.-diätet. Ther. 1, 105 (1939), (Literatur!).
– Praktische Erfahrungen an den Seeküsten. Med.-meteorolog. Hefte 1, H. 1, S. 73 (1949).
– O. Kestner, F. Lehmann, E. Willbrand u. B. Georges: Die Heilwirkung des Nordseeklimas. Klin. Wschr. 1923, 2020.
– u. G. Krauel: Die Kur an den deutschen Seeküsten u. ihre Wirkung nach den Ergebnissen der klimatophysiologischen Forschung. (Atlas). Hamburg: Griese 1933.
– u. Fr. Müller: Der Einfluß des Aufenthalts an der Nordsee auf den Stoffwechsel von Schulkindern der arbeitenden Klassen. Veröff. Zentralst. Baln. 2, H. 11, 312 (1915).
– u. P. Perlewitz: Klima-Atlas für die Meeresheilkunde an der Deutschen Seeküste. Hamburg: Griese 1932.
Hänsche, H. A.: Mensch und Wetter. Die Behandlung von Krankheiten im Seeklima. Gesundh.-Fürsorge 1951, 57.
– Die Kur an der See u. ihre Beeinträchtigung durch konstitutionelle u. exogene Faktoren. Dtsch. med. Wschr. 1952, 36.
– Wie können die Heilkräfte der Nordsee auf den Ostfriesischen Inseln in den verschiedenen Jahreszeiten ausgenutzt werden. Mittlg. Niedersächs. Landesgesundheitsrat 1954, H. 7, 5.
Hartung, J.: Konstitutionelles Ekzem und Seeklima. Mittlg. Niedersächs. Landesgesundheitsrat 1954, H. 7, 20.
– Wie können die Heilbäder der Nordsee auf den Ostfriesischen Inseln in den verschiedenen Jahreszeiten ausgenützt werden. Niedersächsisches Ärzteblatt, Nr. 8 (1954); 140 – 142.
Hartung, J. u. Pürschel, W.: Kompendium der Klimatherapie von Hautkrankheiten an der Nordsee, Bonn: Deutscher Bäderverband 1965.
Heilmeyer, L., Holtmeier, H. J., Mazzei, E. S., Marongiu, F.: Diureseforschung. Thieme, Stuttgart 1967.
Heilmeyer, L., Holtmeier, H. J.: Ernährungswissenschaften. Thieme, Stuttgart 1968.
Heilmeyer, L., Holtmeier, H. J.: Herzinfarkt und Schock. Thieme, Stuttgart 1969.
Herken, H.: Handbuch der experimentellen Pharmakologie, Band XXIV Springer, Berlin 1969.

Holtmeier, H. J.: Über die Wirkung mineralarmer Kostformen, insbesondere der kochsalzarmen Kost. Therapiewoche 7 (1958) 336.
– Kochsalzarme Kost. Thieme, Stuttgart 1960.
– Kochsalzarme Voll- und Schonkost. Thieme, Stuttgart 1960.
– Wirkung und Nebenwirkung moderner Antihypertonica. Ärztl. Prax. 35 (1964) 1415.
– Bedeutung der Ernährungstherapie der Hochdruck- und Ödemkranken. Münch. med. Wschr. 51 (1966) 2588.
– Das primäre und das sekundäre Magnesiummangelsyndrom. In: Heilmeyer, L., Holtmeier, H. J. (Hrsg.): Ernährungwissenschaften. Thieme, Stuttgart 1968.
– Diät bei Übergewicht und gesunde Ernährung. 7. Aufl. Thieme, Stuttgart 1981.
Holtmeier, H. J., Heilmeyer, L. und Marongiu, F.: Med. Klinik 7 (1967) 246–250.
– Holtmeier, H. J., Heilmeyer, L.: Rezepttaschenbuch der Diätetik. Fischer, Stuttgart 1967.
Holtmeier, H. J., Martini, P.: Die Ausscheidung von Natrium, Chlorid und Wasser bei Ödemkranken während diätetischer und medikamentöser Behandlung. Dtsch. med. Wschr. 27 (1959) 1208.
Jessel, U.: Beiträge zur Spurenstoffchemie der Meeres- und Brandungsluft. Arch. physik. Therap. 7, 230 (1955).
– Die bioklimatischen Grundlagen der Thalassotherapie. Therap. Gegenw. 160, 165 (1961).
– Die thermische Wirkungsbreite an der Nordsee und ihre Bedeutung für die Klimatherapie. Arch. physik. Ther. 13, 161 (1961).
– Thermoindifferente Sonnenbäder – Grundlagen und Anwendung. Z. Phys. Med. 2, 61–65 (1971).
– Beiträge zur Spurenstoffchemie der Meeres- und Brandungsluft, Arch. physik. Ther. 7 (1955).
– Studien des maritimen Aerosols, X. Congrès international de Thalassotherapie et d'Hydro-Climatologie, Cannes 1957.
Jungmann, H.: Der Einfluß des Seeklimas auf die Funktion der Haut. Med.-meteorol. Hefte 1, H. 2, S. 7 (1950).
– Individuelle Klimatherapie, Kreislaufanalysen bei Erfolgen und Mißerfolgen. Dtsch. med. Wschr. 1953, 98 u. 134.
– Klimatherapie, ein individuelles Problem, Medizin heute. Heft 9/1954, S. 491–495.
– Das Klima in der Therapie innerer Krankheiten. Untersuchungen im Hochgebirge und an der Nordsee. München: Barth 1962.
– Über den Einfluß des Seeklimas auf den kranken Menschen. Balneologische Beiblätter zu den Ärztlichen Mitteilungen, 1739 (1963).
– Domestikation und Abhärtung. In: W. Amelung u. A. Evers: Handbuch der Bäder- und Klimaheilkunde. Stuttgart: Schattauer 1962.
Kalkoff, K. W.: Die Klima- und Heliotherapie der Hauttuberkulose. Strahlenther. 86. 81 (1951).

Kestner, O.: Die Physiologie des Seeklimas. In Engel-Pirquet: Handb. d. Kindertuberkulose, Bd. 2, 1086 ff. Leipzig, G. Thieme, 1930.
– Die pathologische Physiologie des Seeklimas. In C. Haeberlin: Lehrbuch d. Meeresheilkunde 1935, S. 43.
– Die Einwirkung des Seeklimas auf den Menschen. Med.-meteorol. Hefte 1, S. 3 (1949).
Kleinschmidt, H.: Meeresheilkunde und Kinderkrankheiten. Veröff. Zentralst. Balneol. N. F. 2, 20 (1925).
Klotz, M.: Die physiologischen Angriffspunkte des deutschen Meeresküstenklimas. Klin. Wschr. 1928 I, 392.
Krauel, G.: Einwirkung des Seeklimas auf das vegetative System. Z. physikal. Ther. 42, 247 (1932); Med.-meteorol. Hefte 1, H. 1, 66 (1949).
– Wärmeregulation kräftiger und schwächlicher Kinder beim Seebaden. Veröff. Zentralst. Baln. N. F. 32, 1 (1932).
Krause, S.: Untersuchungen über die Pleuritis exsudativa tbc. und die Möglichkeit exogener, insbesondere meteorologischer Einwirkungen, Diss. med. Kiel 1956.
Langenlüddeke, A.: Psychologische Untersuchungen über den Einfluß des Seeklimas. Veröff. Zentralst. Baln. N. F. 2, 57 (1925).
Lasius, J.: Heilkuren an der Nordsee. Heilbad und Kurort 1956, 2970.
Lehmann-Grube, F.: Asthma bronchiale im Kindesalter. Mschr. Kinderk. 99, 307 (1951).
Leistner, W.: Meteorologische Grundlagen. In: Haeberlin, C. u. Goeters, W.: Grundlagen der Meeresheilkunde. Stuttgart: Thieme 1954.
Lexow, K. G.: Einfluß der Luftfeuchte und Jahreszeit auf die Perspiratio insensibilis nocturna, Diss. med. Kiel 1957.
Löwy, A., Müller, Fr., Cronheim, W. u. Bornstein, A.: Über den Einfluß des Seeklimas und der Seebäder auf den Menschen. Z. exp. Path. u. Ther. 7, 627 (1910); Ztschr. Baln. 3, 2 (1910/11).
Mallwitz, A.: Aktivierung der Gesundheitspolitik durch Förderung des Badens und Schwimmens. Schriftenreihe der Deutschen Gesellschaft für das Badewesen e. V., Heft Nr. 20.
Marchionini, A.: Die Bedeutung der Klimatologie für die Dermatologie. Hautarzt 1952, 109.
Menger, W.: Wirkungsweise der Thalassotherapie. Hippokrates 36, 418 (1965).
– Physiologische Wirkungen des Nordseeklimas. Z. angew. Bäder- und Klimaheilk. 12, 276 (1965).
– Klimatische Einflüsse bei Kinderkuren an der Nordsee. Gesundheitsfürsorge 18, 1 – 8 (1968).
– Therapie mit maritimen Aerosolen. Z. angew. Bäder- und Klimaheilk. 16, 486 – 498 (1969).
Menger, W. u. Dölp, R.: Über Beziehungen zwischen Euphorie an der Nordsee und erhöhter 17-Ketosteroidausscheidung. Z. angew. Bäder- und Klimaheilk. 15, 318 – 327 (1968).

Menger, W., Samsonova, S. u. Chlebarov, S.: Stimulierung der Nebennierenrinde im Nordseeklima bei Kindern mit Asthma bronchiale und Neurodermitis constitutionalis. Ergänzungsband z. Z. f. Phys. Med. 211 – 214 (1977).

Menger, W. u. Schellhaas, J.: Telemetrische Untersuchungen zum Nachweis des sekretolytischen Effektes der Brandungszone bei Kindern mit Asthma bronchiale. Prax. Pneumol. 34, 746 – 749 (1980).

Meyers gr. Konversations-Lexikon, Leipzig und Wien, Bibliographisches Institut, diverse Auflagen.

Muchow, M.: Psychologische Untersuchg. über die Wirkung des Seeklimas. Veröff. Zentralst. Baln, N. F. 2, 47 (1925).

Müller, E. u. Müller, F.: Ein Kraft- u. Mineralstoffwechsel an der Nordsee. Berlin. klin. Wschr. 1919, 676; Veröff. Zentralst. Baln. 3, 129 (1919).

Müller-Limmroth, W.: Die physiologischen Wirkungen des Badens und des Schwimmens auf den Körper, Archiv des Badewesens, Nr. 8/1957, S. 207 – 214.

Naegeli, Th.: Zur Therapie der extrapulmonalen Tuberkulose in der Ebene, im Gebirge u. an der See. Med.-meteorol. Hefte, H. 1, S. 42 (1949).

Neymann, N.: Vgl. Cauer, H.

Otto, J. H. F.: Asthma-Emphysem-Bronchitis im Nordseeklima. Die Medizinische 1952 II, 1049.

Pahl/Pürschel: Bioklimatische Studien von Dermatosen im Nordseeklima. Zeitschr. für Haut- und Geschlechtskrankheiten, Nr. 2/XX.

Pfannenstiehl, W.: in Die Meerwassertrinkkur, hrsg. von Vogt, H., Berlin, Springer, 1938.

Pfleiderer, H.: Seeklima und Atemwege. Die Medizinische 1952, 1045.

– u. K. Büttner: Bioklimatologie in H. Vogt: Lehrb. der Bäder- und Klimaheilkunde. Bd. 2, 609 ff. Berlin: Springer 1940.

– u. A. Schittenhelm: Klima als Behandlungsmittel. In Seybold-Woltereck: Klima-Wetter-Mensch. Heidelberg, Quelle u. Meyer 1952.

– Angewandte Bioklimatik unter besonderer Berücksichtigung der Meeresheilkunde, Dtsch. Med. J. 4, 289 – 291 (1953), J. 5, 113 – 114 (1954).

– Salzgehalt der Weltmeere und Thalassotherapie, Med. Klin. 49, 796 – 797 (1954).

– Anweisung für die Dosierung des Sonnenbades, Kurzeitung der Insel Sylt, Nr. 2 (1956).

– Wert oder Unwert, Indikation oder Kontraindikation bei der Meerwasser-Trinkkur. Die Medizinische, Nr. 27/28, 1009 (1956).

– Zum Begriff der Abhärtung, Med. Klin. 51, 1574 (1956).

– Die Thalassotherapie des Rheumatismus, X. Congrès international de Thalassotherapie et d'Hydro-Blimatologie, Cannes 1957.

– Probleme der Frigorigraphie, X. Congrés international de Thalassotherapie et d'Hydro-Climatologie, Cannes 1957.

– Der Schwülewert, seine Erfassung und Bedeutung, II. Jugoslawischer

Kardiologenkongreß, Budvar 1957.
– Klimatherapie, in T. Gordonoff, Handbuch der physikalischen Therapie. Verlag Huber, Bern 1957.
– Extrarenaler Wasserhaushalt und dessen Abhängigkeit von klimatischen Bedingungen. Zeitschrift für angewandte Bäder- und Klimaheilkunde 1956, Nr. 1, S. 71 – 86.
Pirlet, K.: Individualpsychologische Studien des Wärmehaushalts, Arch. Physik. Therapie 8, 162 – 169 (1956).
Rocznik, K., Wetter und Klima in Deutschland, Hirzel Verlag, Stuttgart 1982.
Roth, G. D., Wetterkunde für alle, BLV Verlagsgesellschaft, Bern, 1979.
Schäfer, W. und Mitarb.: Erdkunde, Ferdinand Schöningh Verlag, Paderborn.
Schede, E. u. Roeloffs, F.: Seeklima und Kinderheilkunde. In C. Haeberlin: Lehrbuch der Kinderhk. 1935, S. 89.
Schlegel, M.: Meerwasser als Heilmittel. Stuttgart: Hippokrates 1953 (Literatur!).
Schultze, E.-G.: Über die Testmethoden bei Klimakuren von Kindern, Ärztl. Forschg. IX, 10, 491 (1955).
– Über die Wirkungsweise von Klimakuren an der Nordsee. Ärztliche Mitteilungen 42. J., Heft 14, S. 393 – 395/11. 5. 57, Köln.
– Zur Behandlung von Akklimatisationsstörungen im Kindesalter, Ztschr. angew. Bäder-Klimahk. 3, 4, 461 (1956).
– Sind Nordseekuren bei Otitis media zu empfehlen?, Ärztl. Mitteilungen 41, 8 (1956).
– Was wissen wir von der Klimawirkung?, Ärztl. Prax. VIII, 39 (1956).
– Über Erfahrungen bei der Ultravitaluxbestrahlung, Strahlentherapie 93, 4, 595 (1954).
– Meeresheilkunde. Urban & Schwarzenberg. München 1973.
– Einfluß des Meeresküstenklimas. In: Amelung, W. und Evers, A.: Handbuch der Bäder- und Klimaheilkunde. Stuttg.: Schattauer 1962.
Ullmann, K.: Die Behandlung der Knochen- und Gelenktuberkulose an der See. Med.-meteorol. Hefte 1, H. 1, 50 (1949).
Vaccaro, R. F. und Mitarb., Amer. Your Public Health 40 (1950) 1257 ff.
Vogt, H.: Die Meerwassertrinkkur auf Grund wissenschaftlicher Untersuchungen u. Beobachtungen, dargestellt von W. Brand, H. Brüning, E. Grafe, R. Jaup, W. Kühnau, W. Pfannenstiel, K. Seifert, H. Vogt, H. Wattenberg, W. Zörkendörfer, Abhandlg. a. d. Geb. der Bäder- u. Klimaheilkd. H. 1. Berlin: Springer 1938.
– Spezielle Balneotherapie der einzelnen Krankheiten. In Vogt, H.: Lehrb. der Bäder u. Klimaheilkunde. Berlin: Springer 1940, Bd. 2, 927 ff.
Wenner, J.: Kreislaufverhalten bei Freiluftliegebehandlung, Arch. Phys. Ther. 7, 236 – 239 (1955).
Zörkendörfer, W.: Balneotherapeutische Möglichkeiten der Seebäder zur Entlastung der Heilbäder. Schriftenr. Dtsch. Bäderverb. 1, 48 (1950).

ANHANG

Das Meerestiefenwasser

A. Die physikalisch-chemische und bakteriologische Analyse des Meerwassers.

Nachfolgend geben wir für den interessierten Leser auszugsweise die 1982 und 1983 gewonnenen Analyseergebnisse des Instituts „Fresenius“, Taunusstein, wieder.

1. Physikalisch-chemische Untersuchungen vom 11.11.82 auf Gas, Radioaktivität, „essentielle“ Mineral- und Spurenstoffe, Schwermetalle (und andere Fremdstoffe), Basen, Säuren, Nitrat, Nitrit, Schwefelwasserstoff, organischen Kohlenstoff, phenolartige Substanzen, polycyklische aromatische Kohlenwasserstoffe (Pestizide), Benzpyren, Cyanide u. a.

1.1 Allgemeine Messungen

pH-Wert, elektronisch gemessen	8,2
Elektrische Leitfähigkeit bei 20°C	45,3 mS × cm^{-1}
Redoxpotential	+ 160 mV
Dichte bei 20°C (293 K), pyknometrisch bestimmt:	1,0249 g/ml
Spektraler Absorptionskoeffizient bei 436 nm (1 cm Küvette, gegen dest. H_2O)	0,2 m^{-1}
Spektraler Absorptionskoeffizient bei 254 nm (1 cm Küvette, gegen dest. H_2O)	0,6 m^{-1}

1.2 Radioaktivität

Die Radioaktivität des Meerwassers der Firma Biomaris wurde am 16.7.1982 im Labor mit dem Fontaktoskop nach Engler und Sieveking bestimmt. Hierzu wurden 1000 ml Wasser in die Meßkanne des Fontaktoskopes eingefüllt und etwa vorhandenes Radon-222 ausgeschüttelt. Anschließend wurde der Spannungsabfall des Instrumentes gemessen. Aus dem Spannungsabfall wurde die Radioaktivität berechnet. Es wurde dabei der Normalverlust des Instrumentes, die Korrektur für die induzierte Aktivität und für die Löslichkeit des Radons-222 im Wasser berücksichtigt.
Im Meerwasser der Firma Biomaris wurde am 16.7.1982 eine sehr geringe Radioaktivität von 0,025 nCi/l ermittelt. Diese ist im wesentlichen auf das nach 3,8 Tagen zerfallene Radon-222 zurückzuführen.

1.3 Spektralanalytische Untersuchung

Für die spektralanalytische Untersuchung wurden etwa 2 kg des Meerestiefenwassers verwendet. Es wurden chemische Gruppentrennungen zur Anreicherung der Wasserinhaltsstoffe durchgeführt. Die einzelnen Fraktionen wurden spektralanalytisch mit einem Quarzspektrographen unter Verwendung der Bogenanregung untersucht. Die erhaltenen Spektren wurden fotografiert und ausgewertet. Die gefundenen Elemente sind nachstehend nach fallender Intensität des spektrographischen Nachweises geordnet.
Zusätzlich zur spektralanalytischen Untersuchung erfolgten noch flammenspektrometrische und fluorometrische Prüfungen.

Spektralanalyse

In deutlichen Mengen sind nachweisbar:	Magnesium, Calcium
In geringen Mengen sind nachweisbar:	Strontium, Bor, Silicium, Eisen
In Spuren sind nachweisbar:	Zink, Barium, Molybdän, Aluminium, Nickel, Kupfer, Arsen, Chrom, Zinn, Mangan, Blei, Silber, Vanadium, Cadmium, Germanium, Antimon
Flammenspektrometrisch sind nachweisbar:	Natrium, Kalium, Lithium, Rubidium, Cäsium
Fluorometrisch sind nachweisbar:	Es konnte Uran in Spuren nachgewiesen werden.

1.4 Quantitative chemische Untersuchungen nach vorausgegangenen qualitativen Prüfungen.* In einem Kilogramm des Meerestiefenwassers sind enthalten:

Kationen	mg/kg	mval/kg	mval-%
Lithium (Li^+)	0,12	0,0173	0,003
Natrium (Na^+)	10.790	469,3	77,15
Kalium (K^+)	395,0	10,10	1,66
Rubidium (Rb^+)	0,025	0,00029	–
Ammonium (NH_4^+)	0,3	0,0166	0,003
Magnesium (Mg^{2+})	1.314	108,1	17,77
Kalzium (Ca^{2+})	412,9	20,60	3,39
Strontium (Sr^{2+})	6,1	0,1392	0,02
Barium (Ba^{2+})	0,02	0,00029	–
Mangan (Mn^{2+})	0,0005	0,00002	–
Eisen (Fe^{3+})	0,11	0,0059	0,001
Summe:		608,3	100,0
Anionen			
Fluorid (F^-)	1,19	0,0626	0,01
Chlorid (Cl^-)	19.452	548,7	90,19
Bromid (Br^-)	69,8	0,8735	0,14
Jodid J^-)	0,05	0,00039	–
Sulfat (SO_4^{2-})	2.708	56,38	9,27
Hydrogenphosphat (HPO_4^{2-})	0,087	0,0018	–
Hydrogencarbonat (HCO_3)	144,0	2,36	0,39
Summe:	35.294	608,4	100,0
Undissoziierte Stoffe		mmol/kg	
Kieselsäure (meta)(H_2SiO_3)	0,3	0,0038	
Borsäure (meta, HBO_2)	18,9	0,4313	
Gelöste feste Bestandteile, Summe:	35.313		

Gelöste gasförmige Bestandteile

Gelöstes Kohlenstoffdioxid (CO_2)	Spuren unter 5 mg/kg
Abdampfrückstand (180°C)	35.271

* Analyse Institut Fresenius (11.11.82)

Tab. 26 Meerestiefenwasser

2. Konzentrationsbereiche der Spurenstoffe

0,1 – 0,01 mg/kg	Zink Molybdän
0,01 – 0,001 mg/kg	Aluminium Nickel Arsen Kupfer Chrom Uran Zinn Cäsium
unter 0,001 mg/kg	Blei Selen Silber Vanadium Cadmium Germanium Antimon Quecksilber Thallium

3. Quantitative Bestimmung der Spurenstoffe

Cäsium (Cs)	unter 0,005 mg/kg
Aluminium (Al)	0,005 mg/kg
Germanium (Ge)	unter 0,0005 mg/kg
Zinn (Sn)	0,001 mg/kg
Blei (Pb)	unter 0,001 mg/kg
Arsen (As)	0,002 mg/kg
Antimon (Sb)	unter 0,0005 mg/kg
Selen (Se)	unter 0,001 mg/kg
Kupfer (Cu)	0,002 mg/kg
Silber (Ag)	unter 0,001 mg/kg
Zink (Zn)	0,050 mg/kg
Cadmium (Cd)	0,0002 mg/kg
Quecksilber (Hg)	unter 0,0001 mg/kg
Thallium (Tl)	unter 0,00005 mg/kg
Vanadium (V)	unter 0,001 mg/kg
Chrom (Cr)	0,002 mg/kg
Molybdän (Mo)	0,010 mg/kg
Nickel (Ni)	0,003 mg/kg
Uran (U)	0,002 mg/kg

Nicht nachgewiesen werden konnten:	
Beryllium (Be)	(Nachweisgrenze: 0,0005 mg/kg)
Titan (Ti)	(Nachweisgrenze: 0,0005 mg/kg)
Nitrit (NO_2^-)	(Nachweisgrenze: 0,003 mg/kg)
Nitrat (NO_3^-)	(Nachweisgrenze: 0,05 mg/kg)
Hydrogensulfid (HS^-) bzw. Schwefelwasserstoff (H_2S)	(Nachweisgrenze: 0,005 mg/kg)

4. Sonstige ermittelte Parameter

4.1	Gelöster organischer Kohlenstoff (DOC)	0,45 mg/kg
4.2	Oxidierbarkeit mit Kaliumpermanganat	
4.2.1	als Kaliumpermanganat-verbrauch ($KMnO_4$)	1,5 mg/kg
4.2.2	als Sauerstoff (O_2)	0,4 mg/kg
4.3	Phenolartige Substanzen (Phenolindex)	nicht nachweisbar
4.4	Polycyclische aromatische Kohlenwasserstoffe (6 Leitsubstanzen, berechnet als C)	
	1,12 Benzperylen nicht nachweisbar	(Nachweisgrenze: 0,000002 mg/l)
	1,23 cd Indenopyren nicht nachweisbar	(Nachweisgrenze: 0,000002 mg/l)
	11,12 Benzfluoranthen nicht nachweisbar	(Nachweisgrenze: 0,000002 mg/l)
	3,4 Benzfluoranthen nicht nachweisbar	(Nachweisgrenze: 0,000002 mg/l)
	3,4 Benzpyren nicht nachweisbar	(Nachweisgrenze: 0,000002 mg/l)
	Fluoranthen 0,000015 mg/l	(Nachweisgrenze: 0,000005 mg/l)
4.5	Cyanide, gesamt (CN^-) nicht nachweisbar	(Nachweisgrenze: 0,002 mg/kg)

B. Analyse vom 21.3.83 auf Chlorpestizide und PCBs wie Hexachlorbenzol, Lindan, Aldrin, DDT u.a.

In den Proben des Meerestiefenwassers haben wir Chlorpestizide und PCBs mit der Gaschromatographie bestimmt. Hierbei haben wir folgende Ergebnisse erhalten:

		ermittelter Wert	*Nachweisgrenze*
Hexachlorbenzol	µg/l	n.n.	0,01
γ-HCH (Lindan)	µg/l	n.n.	0,01
Quintozen	µg/l	n.n.	0,01
Aldrin	µg/l	n.n.	0,01
Heptachlorepoxid	µg/l	n.n.	0,01
α-Endosulfan	µg/l	n.n.	0,01
Dieldrin	µg/l	n.n.	0,01
p,p'-DDE	µg/l	n.n.	0,01
Endrin	µg/l	n.n.	0,01
p,p'-DDD (TDE)	µg/l	n.n.	0,01
p,p'-DDT	µg/l	n.n.	0,01
Polychlorierte Biphenyle	µg/l	n.n.	in der Summe 0,5

In den Proben waren Chlorpestizide bei Nachweisgrenzen von 0,01 µg/l pro Einzelsubstanzen und PCBs bei einer Nachweisgrenze von 0,5 µg/l nicht nachzuweisen.

C. Prüfungsergebnis vom 3.9.82 über die bakteriologische Reinheit (E.coli, Pseudomonas, Strepptokokken und Staphylokokken etc.) sowie die Prüfung des Meerwassers auf antibiotische Eigenschaften. A.K. Nr. 66164

Es wurden mikrobiologische Untersuchungen mit Original-Meerwasser sowie einem künstlichen Meerwasser, hergestellt mit bidestilliertem Wasser und analysenreinen Salzen durchgeführt.
Die Wässer wurden vor den einzelnen Untersuchungen durch Membranfilter mit 0,2 µm Porendurchmesser sterilfiltriert.
Vereinbarungsgemäß sollten als Testkeime eingesetzt werden:

Escherichia coli
Staphylococcus aureus
Streptococcus faecalis
Pseudomonas aeruginosa
Klebsiella pneumoniae

Alle genannten Testkeime wurden uns von der Deutschen Sammlung für Mikroorganismen, Göttingen, geliefert.

Das eingesetzte künstliche Meerwasser hatte folgende chemische Zusammensetzung:

NaCl	23,939 g
$MgCl_2 \times 6H_2O$	5,079 g
Na_2SO_4	3,994 g
$CaCl_2 \times 2H_2O$	1,123 g
KCl	0,667 g
$NaHCO_3$	0,196 g
KBr	0,098 g
H_3BO_3	0,027 g
$SrCl_2 \times 6H_22O$	0,024 g
NaF	0,003 g
Bidest. Wasser	ad 1 kg

Zur Prüfung einer Hemmwirkung wurde zunächst nach dem Agar-Diffusions-Verfahren ein Hemmhof-Test durchgeführt.

Methodik

In einer sterilen Petrischale wurde bei einem mit Testkeimen beimpften Nähragar nach dem Erstarren aus der etwa 2,5 mm hohen Agarschicht in Plattenmitte ein Loch von 10 mm Durchmesser ausgestanzt. In dieses Loch wurde 1 ml des Probenmaterials einpipettiert und anschließend die Kultur bei 37°C bebrütet. Die Bebrütung erfolgte in einer feuchten Kammer mit nahezu 100% Luftfeuchtigkeit, um ein Austrocknen des Nährbodens und das Verdunsten des Wassers zu verhindern. Das Ausmessen von Hemmhöfen erfolgte nach 24 Stunden Bebrütungsdauer.

Ergebnis:

Testkeime	Hemmhöfe in mm Original-Meerwasser	 künstliches Meerwasser	Anzahl der je Kultur eingesetzten Testkeime (Koloniezahl) je 1 ml auf Nähragar nach 48 Std. Bebrütung bei 37°C
Escherichia coli	0	0	30.000
Pseudomonas aeruginosa	0	0	40.000
Streptococcus faecalis	0	0	15.000
Klebsiella pneumoniae	0	0	22.000
Staphylococcus aureus	0	0	37.000

Wie die Untersuchungsbefunde zeigen, konnte durch die Agar-Diffusions-Methode im Hemmhof-Test weder bei dem Original-Meerwasser noch bei dem künstlichen Meerwasser eine Hemmwirkung auf die Testkeime festgestellt werden.

Eine Wiederholung des Versuchs erbrachte die gleichen Befunde.

Bei den vorstehenden Untersuchungsbefunden können folgende Möglichkeiten in Betracht gezogen werden:

1. Im Original-Meerwasser wie auch im künstlichen Meerwasser sind antimikrobiell wirkende Substanzen nicht vorhanden.
2. Antimikrobiell wirkende Substanzen sind in Mengen vorhanden, die unter der minimalen Hemmkonzentration liegen und deshalb keine Hemmwirkung verursachen.
3. Eventuell antimikrobiell wirkende Substanzen, die im Probenmaterial vorhanden sind, diffundieren nicht in die Nähragarschicht, so daß sie die Koloniebildung der eingeimpften Testkeime im Nährboden nicht verhindern können.

Die Möglichkeiten 2 und 3 gehen davon aus, daß antimikrobiell wirkende Substanzen vorhanden sind, aber im Hemmhof-Test nicht als wirksam erfaßt werden.

Zur Klärung dieser Fragen wurden folgende weitere Untersuchungen durchgeführt.

Qualitativer Suspensionsversuch

Testkeim: Escherichia coli

Methodik: 100 ml sterilfiltriertes Probenmaterial wurde mit 1 ml Testkeimsuspension versetzt und homogenisiert und bei 20°C aufbewahrt. Nach bestimmten Zeiten wurde jeweils 1 ml Flüssigkeit entnommen und in einfach konzentrierte DEV-Lactose-Bouillon (Spezialnährlösung zum Nachweis von Escherichia coli und coliformen Bakterien) eingebracht. Die beimpfte Bouillon wurde 24 Stunden bebrütet und nach dieser Bebrütungszeit festgestellt, ob Trübung, Gasbildung und Farbumschlag des Indikators eingetreten waren.

Parallel zu den Versuchen mit Original-Meerwasser und künstlichem Meerwasser wurden Untersuchungen mit sterilem Leitungswasser der Stadt Taunusstein durchgeführt, um das Verhalten der Testkeime in den relativ hohen Salzkonzentrationen des Meerwassers und in nur schwach mineralisiertem Leitungswasser miteinander vergleichen zu können. Außerdem wurde ein Blindversuch mit unbeimpftem Probenmaterial durchgeführt, bei dem das unbeimpfte Probenmaterial nach 30 Stunden Standzeit ebenfalls in Lactose-Bouillon übergeführt und analog den Testreihen bebrütet wurde.

Ergebnisse:

Zeit in Stunden	1	2	3	4	8	24	30	Blindwert
Original-Meerwasser	+	+	+	+	+	+	+	–
künstliches Meerwasser	+	+	+	+	+	+	+	–
steriles Leitungswasser	+	+	+	+	+	+	+	–

Zeichenerklärung:
\+ = Wachstum von Escherichia coli
– = kein Wachstum von Mikroorganismen

Sowohl beim Original-Meerwasser wie auch bei dem künstlichen Meerwasser und dem Leitungswasser überlebt der Testkeim Escherichia coli eine Verweilzeit von 30 Stunden, so daß nennenswerte mikrobizide Eigenschaften nicht erkennbar sind.

Quantitativer Suspensionstest

Methodik: Probenmaterial wird mit den Testkeimen beimpft und homogenisiert und der Ausgangskeimgehalt bestimmt (Koloniezahl in 1 ml nach 48 Stunden Bebrütung auf Nähragar bei 37°C). Das beimpfte Probenmaterial wird 24 Stunden bei 37°C aufbewahrt, erneut homogenisiert und wiederum der Keimgehalt bestimmt (ebenfalls Koloniezahl in 1 ml nach 48 Stunden auf Nähragar bei 37°C).

Die Untersuchungen führten zu folgenden Ergebnissen:

Testkeim	Ausgangs-keim-gehalt	Koloniezahlen nach 24 Stunden				
		Original-Meerwasser		künstliches Meerwasser		steriles Leitungs-wasser
		A	B	A	B	
Escherichia coli	450.000	26.000	29.000	94.000	130.000	430.000
Staphylococcus aureus	350.000	100	0	400	810	10.000
Streptococcus faecalis	95.000	19.400	16.000	19.000	18.000	48.000
Pseudomonas aeruginosa	310.000	120.000	110.000	220.000	240.000	540.000
Klebsiella pneumoniae	450.000	2.900	3.000	5.400	8.000	680.000

Die Untersuchungsergebnisse zeigen, daß im Falle des sterilen Leitungswassers bei Escherichia coli keine Veränderung eingetreten ist. Die Testkeime Staphylococcus aureus und Streptococcus faecalis haben sich gegenüber dem Ausgangskeimgehalt vermindert, während sich die Testkeime Pseudomonas aeruginosa und Klebsiella pneumoniae während der Aufbereitungszeit vermehrt haben. Die entspricht den üblichen Erfahrungen bei Leitungswasser.

Im Original-Meerwasser wie auch im künstlichen Meerwasser haben sich alle Testkeime gegenüber dem Ausgangskeimgehalt vermindert. Generell ist dabei festzustellen, daß im Original-Meerwasser eine stärkere Keimreduktion erfolgt ist als im künstlichen Meerwasser.
Aus den vorliegenden Untersuchungsergebnissen ist unseres Erach-

Substanz	Konzentration im Meerwasser	höchst-zulässiger Wert im Trinkwasser	%-Satz der ZHK des Gehalts im Meerwasser
Nitrate	n.n.	50.000	– –
Nitrit	n.n.	100	– –
Oxidierbarkeit (mg/O_2)	400	5.000	8
Phenole	n.n.	500	– –
Kupfer	2	100	2
Zink	50	100	50
Barium	20	100	20
Silber	1	10	10
Arsen	2	50	4
Cadmium	0,2	5	4
Cyanide	n.n.	50	– –
Chrom	2	50	4
Quecksilber	unter 0,1	1	unter 10
Nickel	3	50	6
Blei	unter 1	50	unter 2
Selen	unter 1	10	unter 10
Pestizide	n.n.	0,5	– –
Polycyclische, aromatische Kohlenwasserstoffe	0,015*	0,2	7,5

*gefunden wurde nur Fluoranthen.

Tab. 27 Parameter für unerwünschte und toxische Stoffe. Gegenüberstellung von Spureninhaltsstoffen natürlichen Ursprungs im Meerwasser mit für Trinkwasser zulässigen Werten für unerwünschte oder toxische Stoffe, entsprechend der EG-Richtlinie von 1980 über Wasser für den menschlichen Gebrauch.
Bezugsgröße aus der EG-Richtlinie ist die zulässige Höchstkonzentration (ZHK) bzw. die Richtzahl (RZ), falls keine ZHK angegeben ist. (Angaben in Mikrogramm/Liter).

tens zu schließen, daß ausgesprochene antimikrobielle Eigenschaften beim Meerwasser nicht vorhanden sind. Das Absterben der Keime im durchgeführten quantitativen Suspensionsversuch dürfte auf osmotische Vorgänge zurückzuführen sein, da der hohe Salzgehalt des Meerwassers Keimwachstum verzögert und vegetative Bakterienzellen rascher absterben läßt. Die Unterschiede zwischen dem Original-Meerwasser und dem künstlichen Meerwasser können durch Differenzen im Gesamtsalzgehalt und in den unterschiedlichen Konzentrationen der einzelnen Ionen bedingt sein.
Zur Absicherung der Ergebnisse müßten über die beiden Parallelversuche hinaus weitere gleichgerichtete Untersuchungen durchgeführt werden. Dabei müßte unseres Erachtens auch die Einwirkungszeit nicht nur auf 24 Stunden beschränkt werden, sondern auch das Keimverhalten bei anderen Zeiten und gegebenenfalls anderen Temperaturen geprüft werden. Wir sehen deshalb die jetzt durchgeführten Untersuchungen als sogenannte Screening-Tests, die für eventuelle weitere Untersuchungen richtungsweisend wären.